新装版

サイモントン療法

治癒に導くがんのイメージ療法

Image control method for cancer care

NPO法人サイモントン療法協会
代表理事／認定トレーナー
川畑　伸子

同文舘出版

本書を推薦します

ホリスティックなアプローチによるがん治療をめざして、40年以上になります。最初は中西医結合でした。部分を詳《つまびら》かにする西洋医学に、部分と部分とのつながりに注目する中国医学を併せることによって、より大きな体系の医学を手にすることができるのではないか、そして、がんの治療実績も向上するのではないか、と考えたからです。

ご承知のように、中国医学の診断の基本中の基本は望診と言って、患者さんの顔をまじまじと観ることです。まじまじと観ていると、その奥にある心が少しずつ見えてきます。心が見えてくると、心の状態と病気の推移というものの間に、深い関係があることがわかってきました。

どうも、明るく前向きな人のほうが治療の経過が良好なのです。患者が、この明るく前向きな心を維持できるようにサポートすることも、私たち医療者の役目ではないかと考えました。

そこで、心理療法のチームを発足させました。優秀で経験豊富なスタッフが馳せ参じてくれましたが、こと、がんの心理療法となると、誰もまったく経験がありませんでした。では、どうするか。「そうだ、サイモントン療法がある！」ということになったのです。この頃すでに、O・カール・サイモントン博士の名は、がん治療の世界に鳴り響いていました。

そこで、サイモントン療法を初めて日本に紹介した、近藤裕氏をスーパーバイザーに迎えて、サイモントン療法を中心に、わが心理療法のチームは船出したのです。

最初は苦労の連続でした。がんのイメージ療法という名に斬新さを感じ、ある種の憧憬を抱いていたとしても、がんが心で癒されるなど、誰も考えていなかった時代だったからです。

いざ船出はしたものの、港の中を行きつ戻りつで、なかなか外洋に出られない状態がしばらく続きました。

しかし、いったん外洋に出てからは着々と実績を積み、今ではわが病院のがん治療には、サイモントン療法はなくてはならないものになっています。あらためて、わが心理療法のチームの努力に敬意を表するものです。

ところで、サイモントン博士にお会いしたのは、それからしばらく後のことでした。たしか、第2回のがんコンベンションで講演するために来日されたときのことです。このときが、博士の初めての来日でした。主催者の特別なはからいで、会場近くのホテルのレストランで昼食を取りながら、1時間ほど談笑しました。

第一印象はと言うと、まず、ビールとサンドウィッチという、彼の注文に好感を抱きました。深い理由はありませんが、話をしているうちに、この好感はますますたしかなものになっていきました。

まず、彼の口から景気のいい話は一切出てきません。このことから、「現場の人だな」と思いました。

現場で、いつも心底苦労している人というものは、決して断定的で景気のいい話はしないものです。つまり、歯切れがよくないのです。

その歯切れのよくない話を聞いているうちに、彼の眼の中に、哀しみが宿っていることに気がつきました。精悍な風貌の中にある哀しみ——。これも、現場の人ならではの特徴です。

患者が明るく前向きな心を維持するために心理療法のチームを発足させ、サイモントン博士ともこうして知り合った私ですが、この頃はすでに、人間は明るく前向きにできてはいない、明るく前向きな心ほど脆《もろ》いものはない、と悟っていました。人間は哀しい、さびしい存在なのだと思うようになっていたのです。だからこそ、サイモントン博士の眼に宿る哀しみに打たれたのです。

日本に滞在中、「暇を見つけて、川越にいらっしゃいませんか。名物の鰻をご馳走しますよ」と誘ってみたところ、二つ返事で彼は乗ってきました。箱根行きを川越行きに切り替えたのです。

病院の食堂で、ビールと鰻重の昼食を一緒に取っているところへ、サイモントン博士にひと目お会いしたいという患者たちが病院の道場を去らない、という担当職員からの連絡がありました。私の病院の患者さんたちはすごいなと思いました。

それからというもの、サイモントン博士の来日中の1日、病院の道場で講演をしていただき、その後、町の老舗の鰻屋で熱燗で1杯というのが、病院の風物詩のひとつになってしまいました。

人は、哀しみの大地に希望という木々を育てて生きます。希望が達成されたとき、心がときめく。ときめきが重なると、人は放っておいても明るく前向きになります。この明るく前向きな哀しみから出発しているからこそ、人はそれほど脆くはないのです。そして、有頂天になることなく、哀しみに帰っていきます。

こうして心がひと廻りするたびに、私たちの命の循環がひとコマずつ進んでいくのではないでしょうか。コマを進めるたびに、命のエネルギーは高まっていきます。自然治癒力も当然、高まっていきます。

あまたの心をひと廻り循環させるための強力なサポーターが、「サイモントン療法」です。

著者の川畑伸子氏は、サイモントン博士の秘蔵っ子のひとりで、日本にサイモントン療法を広める伝道師のような人です。サイモントン療法を語らせるにあたって、これ以上の適材はいないでしょう。

あなたも、本書によって、サイモントン・ワールドに誘われてみてください。きっと、新しい死生観が得られるはずです。

帯津良一（帯津三敬病院名誉院長）

まえがき

『サイモントン療法──治癒に導くがんのイメージ療法』刊行から早いものでもうすぐ15年になります。その前身となる『がんのイメージ・コントロール法──サイモントン療法による癒しへの道』の出版からは約20年が経ちます。

この間、本書は定期的に版を重ね続けてきましたが、これは、サイモントンのメソッドが我が国で多くの人に受け入れられていることの証と受け止め、大変うれしく思っております。

とりわけ、がん患者さんのみならず、ご家族や医療者などのサポーター、また一般の方々から、さまざまな病気や不調の克服、メンタルケアや健康増進、ひいては豊かな人生の実現に役立ててくださっているという声が届くようになりました。

病気や苦境を人生の転機とし、「自分の本性《ほんせい》に従って生きなさい」という愛あるメッセージとして人生の舵取りを新たにするというサイモントンの教えは、多くの人の心に届いているようです。

サイモントンが同メソッドを世に発表した1970年代当初は、奇抜な療法という印象をもたれ批判も多くありましたが、神経学の発展などでようやく時代の流れが追いつき、精神神経免疫学などの見地からも、心とがんの関係は科学的に解明されるようになってきました。

昨今ではマインドフルネスなどの瞑想法が夥しいエビデンスを伴って注目を浴び、医療現場、教育現場、またビジネス現場などでも取り入れられるようになっています。

サイモントンは常に患者さんにとって何がよいかを追求し続け、プログラムをアップデートしてきましたが、思いやりや優しさを大切に、考え方を健全で前向きなものに変容させる認知行動療法やマインドフルネスも90年代から取り入れています。新装版となる本書には、そのような内容もアップデートして盛り込まれています。

本書がみなさんの健康と豊かな人生、不思議がいっぱいで素敵（＝Wonderful）な人生のお役に立てることを願ってやみません。

川畑 伸子

新装版　サイモントン療法
──治癒に導くがんのイメージ療法

Contents

プロローグ……015

1章
メッセンジャーとしてのがん

私たちは本質的に健康な存在……024
がんは「恵み」である……026
がんからのメッセージに耳を傾ける……028
自分自身の本性に還る……030
あなたにとって「よいもの」に目を向ける……035
喜びのイメージを描こう……040
自己治癒力を高めるには……042
私たちを豊かにしてくれるものに目を向ける……044
エクササイズ① 喜びのリストの作成……046
癒しの道へと導くメディテーション……048
［がんと癒しのメディテーション］……051

2章 思い込みを変える

喜びや充足感を妨げるもの　058
私たちを悩ませるものの本質とは　059
ストレスはネガティブな感情から生まれる　060
不健全思考を書き換える　064
否定的な感情を受け入れる　067
積極思考（ポジティブ・シンキング）は危険　069
病気の恩恵を受け取める考え方　071
人から助けられることも大切な役割　073
自分自身をいたわる勇気を持つ　075
ビリーフワークとは何か　077

3章 病気になることの意味

がんとストレスの相関関係　092
患者のQOLを高める心理治療　094
自分自身のストレスのパターンを知る　095
病気によって得られるもの　098

病気は否定的な問題解決者……100
エクササイズ②　ストレスパターンと病気の恩恵……109
［安らぎのメディテーション］……110

4章　がん・自己治癒力・治療のイメージ

がん細胞は攻撃的な細胞か？……116
誰にでも、がんを癒す力は備わっている……118
プラセボ効果とは……120
正しいイメージが治療効果を上げる……121
意識的な呼吸法を取り入れる……124
絵を描くことで自分自身のイメージを確認する……125
エクササイズ③　イメージの絵……127

5章　信頼感をはぐくむ ―内なる叡智とスピリチュアリティー―

目に見えないものからの働きかけを信頼しよう……138

治す力は自分自身の内に備わっている……140
信頼感をはぐくむための信念とは……141
7つの基本的信念……143
目に見えない叡智こそ健康への鍵……145
叡智からのメッセージ……146
強い信念ががんを消す……149
心に響くものに本気で取り組む……150
信仰心ががんを癒す……151
家族関係の改善によってもたらされたもの……152
叡智の働きかけを信じる……154
［内なる叡智のメディテーション］……157

6章 死に対するイメージを変える
―健全な死生観をはぐくむ―

なぜ、死は恐怖なのか……168
死のイメージを健全なものにする……169
日々のクオリティーを高めるために……176

死をサポートする姿勢……178
「よい死」とは……179
死は旅立ちであり、終わりではない……184
死のプロセスに向き合う心がまえ……187
がんをバロメーターとして、バランスを取りながら生きる……190
真に取り組む意味のあること……192
［死の恐怖から解放されるメディテーション］……195

7章 サポートとコミュニケーション

癒しの過程に大きな影響を与えるサポーター……204
真のサポートとは……205
サポーターにとっての重要事項……207

8章 2年間の健康プラン

なぜ、健康プランを作成するのか……220
プラン作成上の注意事項……221

9章

真の健康を手に入れるために

半歩ずつでも着実な取り組みを……234
カウンセリングや指導について……236
サポートグループについて……237
自分自身のケアに集中する……239
周囲の要求に対する態度……239
周囲との協調について……241

まとめ……243
エピローグ……247

対談「がんと心」……253
ダウンロード特典　安らぎのリラクセーション・がんと癒しのメディテーション……260

※本書は弊社より刊行された『サイモントン療法――治癒に導くがんのイメージ療法』（2009年8月刊行）に加筆・修正をしたものです。

プロローグ
Prologue

Image control method
for cancer care

「免疫細胞ががんを包み込み消していくイメージをすることで、がんを癒す心理療法がある」――1999年1月、当時ロサンゼルスに住んでいた私に、そんな療法の通訳の依頼をする、1本の国際電話が入りました。

それまでビジネスの分野でしか仕事をしたことがなく、医療や心理分野には無縁だった私は、その依頼を断り、代わりに適任な通訳を見つけることを約束しました。ところが、内容等の問題でなかなか折り合いがつかず、私の友人でもある依頼人は、同療法の雰囲気だけでもつかめればいいので、ぜひ私に通訳を依頼したいと言います。私はしばらく考えた結果、多少の興味と不安を抱えながらこの仕事を引き受けることにしました。

思えばこの1本の電話は、「神の見えざる手」としか言いようのない、その後の私の人生を180度変えるものとなりました。

パシフィック・コースト・ハイウェイというカリフォルニアの海岸線沿いを縦断する長い道を、ロサンゼルスから2時間ほど北上したところに、サンタバーバラという海と森に囲まれた閑静な街があります。ユーカリの木の香りと鳥のさえずりに包まれた、カサ・デ・マリアという施設で、「サイモントン療法」と呼ばれるその療法は行なわれました。

世界各国から集まった約30名のがん患者とその家族たちは、期待と不安を胸に、静かにセッションの開始を待っていました。同地で最優秀研修医にも選ばれたことがあるという放射線腫瘍医のO・カール・サイモントン博士を、彼の著書でしか知らなかった私は、彼を生真面目で神経質な人物と想像していたため、開始直前まで全身が緊張し、胃には軽い痛みを覚えていたほどです。ところが、セッション開始時刻に他のスタッフとともに、ゆったりと暖かい笑顔で研修室に入ってきた彼の姿は、まるでサンタクロースのようで、私のイメージを覆し、他の参加者同様、ホッと胸をなでおろしたことを、今でも鮮明に覚えています。

「みなさん、ようこそ。今日からここで私たちは、『自分たちにとって何がよいか』を探求していきます。私たちにとって悪いものは何かではなく、私たちの健康、そして人生にとってよいものは何か、ということを探求するのです」――ゆっくりとソフトな声が、セッションの開始を告げました。

そして、そこで展開される方法論は、私が想像していた、単に「がんが消えることをイメージしてがんを癒す」という安直なものではありませんでした。実際は、症状が悪ければ悪いほど、治療や人生によりよいイメージを持つということは至極困難で、ときに短絡的なアプローチは逆効果ですらあります。単によいイメージをすることそのものよりも、むしろ「よいイメージを持つに至るまでのきめ細やかな過程」こそが真に大切で、サイモントン博士はこの部分を、実に繊細で多角的、かつ包括的なアプローチをもって、がん患者や援助者へ介入をしていました。そのやりとりを目にし、がん患者でない私も目からウロコがポロポロと剥がれ落ち、それからの人生が劇的に変わってしまったのです。

6日間にわたって行なわれる、がん患者とその家族やサポーターのための心理療法である「サイモントン療法」は、1971年、O・カール・サイモントン博士によって開発されました。サイモントン博士は研修医時代、同じ症状の患者に対して同じ治療を施しても、元気になる人と悪化する人の両極端に分かれるという、矛盾した状況に何度となく直面した結果、現代医療に欠けているもので、患者に真に必要なものは何かと考えるようになります。

そして、臨床現場で患者を観察していくうちに、生きる姿勢が患者の治療や治癒の過程に大きな影響を及ぼすということを認識するようになります。希望を持って治療や日常生活、または人生に取り組んでいる患者は、絶望感に苛まれながら治療に取り組んでいる患者に比べて、はるかに経過がよいのです。つまり、治療や人生に対してよりよいイメージを持って前向きな姿勢で生きることが、健康に大きな違いをもたらしたのです。

こうした観察は、彼が当時もっとも力を入れて取り組んでいた「がんの研究デザイン」で、常に直面していたコンプライアンス（＝患者が医師の指示にしたがうかどうか）の問題を解消するためにはじめたものでした。それによって患者のモチベーション、すなわち心のあり方が鍵となっていることがわかったのです。東洋には古くから「心身一如」、または「病は気から」といった概念がありますが、それを患者から体験的に学んだわけです。

現代では、私たちの精神状態や心理状態が身体に影響を及ぼすことは、世界のさまざまな研究結果によって明らかにされています。とくに、「精神神経免疫学」という分野の発展により、ストレスが身体に与える影響が科学的に分析されるようになり、医療現場でも治癒の大きな鍵として認識されるようになってきました。

とは言っても、心へのアプローチや手法はさまざまで、全国の医療機関で系統的に確立されたものはなく、まだまだ課題が山積しています。病気というものは、その症状が緩和される、あるいは治まるだけでは治癒とは言えません。物理的にがん細胞が死滅することが治癒なのではなく、そのがん細胞をつくり上げた原因から癒さなければならないのです。

その人のすべて（個性、家族関係、地域社会、文化的背景など）を包括的に見ていく必要があり、私たちの心も身体も、全人的に癒されて、初めて真の健康が得られるわけです。健康の核となるのは調和、すなわち肉体的、精神的、霊的バランスと言えます。

私たちには本来、常にバランスを取り、自らの健康を守る能力が備わっています。サイモントン療法はさまざまなトピックと技法を設け、体系的・包括的に全人的なアプローチをもって、患者の治癒に取り組んでいきます。左記は、サイモントン療法の中心となるトピック、カウンセリング理念、カウンセリングの10カ条、同療法を行なう際の注意点です。

【トピック】

・私たちの本質・喜び・生きがいのワーク
・ビリーフワーク（思い込みを書き換えるエクササイズ）
・イメージワーク（描画法によるエクササイズ）
・ストレスパターンと病気の二次的恩恵
・希望・信頼・内なる叡智・スピリチュアリティー（霊性）
・死生観
・患者とサポーターのコミュニケーション
・2年間の健康プラン
・メディテーション（リラクセーション）

【カウンセリング理念】

①ＱＯＬ（クオリティー・オブ・ライフ＝生活・人生の質）を高める
②病気の進行に違いをつくる
③死の質を高める

【カウンセリング10カ条】

①がん患者の弱さや繊細さを受け入れ、優しく穏やかにカウンセリングが行なわれること

②患者にとって、何が悪いかに目を向けるのではなく、何がよいかに目を向けること（悪いもの・不健全なものに対処するのではなく、すでに持ち備えているよさ・健全なものを強化する）
③セラピーは、患者を元気づけるものであること
④カウンセリングは、本質的に教育的要素を含み、その人とその人の思考・信念、姿勢、感情との関わりを教えるものであり、それに対応した健康の価値観の定め方を教えるものであること
⑤想像力（イメージ）の効果的な取り入れ方を教え、癒しのプロセスの核とすること
⑥罪悪感、敗北感、自責の念等の感情的ストレスを効果的に解消すること
⑦心の平安等、安定した感情の役割の重要性とリラクセーションをきちんと教えること
⑧周囲のサポートとコミュニケーションについてアドバイスすること
⑨がんになったことの意味を見つけ出す手伝いをすること
⑩その人の哲学的、宗教的、スピリチュアルな面を効果的にサポートすること

【同療法を行なう際の注意点】

人は十人十色でそれぞれの個性があるように、癒しの過程も人それぞれです。がん治療や療法も万人にとって絶対というものはありません。ある人にとっては効果的だったもの

が必ずしも自分に当てはまるとは限らないのです。

大切なのは、自分自身にとって「これは使える」と思うものは積極的に取り入れ、「しっくりこない」というものは無理に取り入れる必要はないということです。治療や療法のための自分ではなく、自分のための治療や療法であることを忘れないようにしましょう。治療や療法に使われるのではなく、活用するという立場を取る、すなわち、世間や他者ではなく自分にとってよいものは何かを探求し、軸を自分に戻すことを心がけてください。

当初、米国ではじまったサイモントン療法ですが、現在ではヨーロッパ各国、日本、近年では韓国でも同療法が提供されるようになりました。過去には、文部科学省の「がんプロフェッショナル養成プラン」を基盤とした取り組みに採択され、国公立及び私立の医学部・看護学部・薬学部での研修・講義が行なわれています。また、「地域がん診療拠点病院」と連携してカウンセリングの提供や患者会の開催等を行ない、さらにがんセンターでの勉強会や講義等も開かれるようになりました。

本書は、日本を含む世界各国で行なわれている最新のサイモントン療法をより多くの方に知っていただき、活用していただくという意図で企画されました。6日間の滞在型プログラムで行なわれる各トピックをわかりやすく、患者の実例も交えて解説していきます。

1章

メッセンジャーとしてのがん

Image control method for cancer care

私たちは本質的に健康な存在

まず私たちが健康の道を歩むにあたって、第一に覚えておくべき大切なことは、**「私たちは本質的に健康（健全）な存在である」**ということです。

私たちの身体には自然界の摂理が宿っています。この摂理は本来、放っておけば、すなわち、私たちが自然な状態でいれば、私たちを健康（健全）な状態に保とうとする働きかけを持っています。

放っておけばと言いましたが、私たちは自分たちを自然な状態のまま放っておくことはせずに、何かと無理をして不自然な状態をつくってしまいます。そのような姿勢が、本来あるべき道から軌道を逸させてしまい、私たちを病気に導く結果をもたらします。

西洋医学の父ヒポクラテスは「自然から離れると病気に近づく」と言ったそうです。言い換えるなら、「病気から離れるには自然（自分の本性）に近づく」ということが大切だと言えるでしょう。

また、病気の状態から健康を回復しようと取り組むとき、私たちがめざす、その健康とはいったい何なのかを今一度きちんと確認しておくことは大切です。

みなさんは、健康とはどういうものかを考えたことはあるでしょうか？　多くの人は病気さえしなければ健康だと思っているようです。大きな病院に行って、頭のてっぺんからつま先までくまなく検査をしてもらい、「異常なし」と判断されれば、自分は健康であると信じているのではないでしょうか。がん患者が陥りやすい姿勢は、身体から物理的にがん細胞が消滅しさえすればよいと信じ込んでしまうことです。

本当にこのような姿勢で私たちは真の健康が得られるのでしょうか？

実は、ＷＨＯ（世界保健機関）は健康の定義を「健康とは、身体面のみならず、精神・心理面、社会面も完全に良好な状態のことを言うのであり、単に疾病のないことや虚弱でないことにとどまらない」としています。

興味深いことに、１９９８年にはこの身体面、精神・心理面レベル、社会面にプラスして、「霊性面（スピリチュアリティー）」の付加が協議され、評議委員会では可決されているという事実があります。すなわち、もしみなさんが健康を取り戻したいと思うのであれば、物理的（身体的）ながん細胞の死滅のみならず、心や魂のレベルでの変容が必要ということでしょう。

現代医学は身体面の病気の消失に大きく貢献しています。ところが、健康はそれ以外の精神面、社会面、霊性面など、目に見えない部分のほうが占める割合が大きく、これらは病院ではなく、私たちが自分自身で取り組める分野でもあります。

ちなみに、一般的な医療現場では、この健康の定義を忘れている医療者が多いということもつけ足しておきます。

彼らは「病気のプロ」かもしれませんが、「健康のプロ」としては取り組むべき課題がまだあるということを示唆しています。もちろん、病気のプロがいることは大切ですし、病気になった以上はどんどん活用するべきです。

ところが、健康を取り戻そうと思ったときには、医師や医療だけに依存してはいけないということもまた事実なのです。すなわち、私たち自身で取り組める課題がたくさんあるということです。

これは、現代医学における統計では不可能だと言われる病気であっても、健康へのアプローチという点からは、まだまだできることがたくさんあるということですから、よい知らせです。

がんは「恵み」である

「がんは思いやりあるメッセンジャーです」——こんなことを言うと、多くの人たちは

「そんなバカな」と思うでしょう。とりわけ、患者やその家族、またサポーターの方々は、不謹慎だと憤りすら覚えるかもしれません。

なぜなら、私たちの多くは、がんに対して「痛みや苦しみを与える攻撃者」という強いイメージを持っているからです。

ところが、がんは必ずしも私たちに闇雲に痛みや苦しみを与えるだけではなく、きちんと知恵を携え、目的を持って私たちと接しているのです。

その知恵あるメッセンジャーは、私たちの大切な何かがバランスを崩しはじめたとき、注意を促す意図を持って身体症状として現われるのです。

私たちの住むこの自然界や宇宙は、常にバランスを取ろうと、実にさまざまな働きかけをしています。私たち一人ひとりも自分自身のバランスを取り、本来の自分に還るための働きかけをしているのです。

そしてバランスが崩れたとき、それをさまざまなかたちで取り戻そうとしますが、肯定的にバランスが取り戻せない場合は、否定的にでもバランスを取り戻そうとします。病気は、自分自身のバランスを取り戻すための否定的な働きかけのひとつと言えます。

「もしそうであるとしても、がんのように、ここまで痛みや苦しみをもたらす必要があるのか」と思われるかもしれません。それがどうやらあるようなのです。

実は、がんがメッセンジャーとして訪れる前にも、すでにさまざまなメッセージが私たちには送られているはずなのです。

ところが、がん患者には、がまん強い、がんばり屋の人が多いため、ちょっとしたサインはすぐに無視してしまうことがあります。自分が無理をしている、サインを無視しているという、そのことにすら気づかないのです。

がん患者に、「自分にはストレスがない」と思い込んでいる人が多いことには驚かされるばかりです。1年間、365日、寝る間も惜しんで働き続けても「ストレスはまったくありません」と言ってはばからない人もいるほどです。

がんに限らず、さまざまな病気は、同じ働きをしています。基本的に、私たちは本来、生まれながらにして健康な存在なのですから、自然の流れに沿って生きていれば健康を維持することができるはずなのです。

がんからのメッセージに耳を傾ける

ところが、どこかで自分の本道（本性）から外れてしまうことがあります。本道から外れても、路肩に掘ってある溝に気づき、すぐに元の道に戻れば問題はないのですが、がまん強い人は、路肩の溝など意にも介さず、ひょいと簡単に飛び越えてしまうのです。そして、しばらく行くとフェンスがありますが、やはりがんばりや無理がきくため、そのフェンスも軽々と飛び越えてしまいます。

さらに、本道を外れてずっと進んだ延長線上には有刺鉄線が張ってあります。さすがにこの有刺鉄線にぶつかれば痛みや苦しみが伴います。がんはこの有刺鉄線の役割をしていると言えます。

それでは、有刺鉄線の意図は「あなたを苦しめ、痛めつけますよ」ということなのでしょうか?

いいえ、違います。その意図は、「この先は崖で、あなたの立ち入る領域ではありませんから、方向を変えて本道に戻ってください」というメッセージを伝えることなのです。

つまり、痛みを伴ってまで警告をしてくれているのです。なぜならば、痛みを伴うほどのメッセージでなければ、がんばりやがまんのきく人は気づかないで無視してしまい、どんどん本来歩むべき道から外れてしまうからです。

がんは、身体症状を通しての「自分の本道に戻りなさい」というお告げを伝えるメッセンジャーなのです。

自分自身の本性に還る

まず、私たちががんと診断されたときに持つべき大切な姿勢は、がんを攻撃者としてではなく、メッセンジャーとしてとらえ、そのメッセージに素直に耳を傾け、自分の歩む道を変更することです。

では、このメッセンジャーとしてのがんが訪れたとき、私たちは何を道しるべに、自分の本道、すなわち本性に還る軌道修正をすればよいのでしょうか？

ここに2つのアプローチを紹介します。

・呼吸に帰る

自分の本性に還るための、ひとつめのアプローチは、「**自分の呼吸に帰る**」ということです。

近年、マインドフルネスのアプローチがさまざまな癒しの効果をあげていることに注目が集まっています。マインドフルネスとは、今この瞬間に目覚めている心理的なエネルギーのことをいい、私たちが自分自身に帰るためのアプローチです。仏教の教えがもととなっており、漢字では「念」と書きます。「今」にとどめ置く「心」という意味があります。

また、息という字は「自」の「心」と書きます。英語で心理学は“Psychology”と書き、精神医学は“Psychiatry”と書きますが、いずれもPsycheという言葉が入ります。これは英語ではサイキ、ギリシャ語ではプシュケと呼びますが、心や霊や魂という意味のほかに「息」という意味があります。呼吸＝息に帰るとは、まさに自分の心や中心に帰ることを意味するのです。

マインドフルネスのアプローチは極めてシンプルで、自身の呼吸に気づくことからはじめます。吸いながら、入ってくる息を丁寧にたどり、吐きながら出ていく息を丁寧にたどります。より集中するのに、息を吸いながら頭の中で「吸っている」、吐きながら「吐いている」と実況中継のように唱えることも効果的です。

このように、丁寧に呼吸に意識を向けることで、過去や未来をさまよっていた心が、「今この瞬間」に戻ってきて、心が落ち着いてきます。また、そのことで、消耗していたエネルギーが充電されはじめます。このシンプルなアプローチは、私たちが息をしている限りどこでも実践できる手軽なものです。患者さんが病床で横になりながら行うこともできますし、電車で移動しながらでも実践可能です。数多の賢者が今を生きることが大切と教えますが、マインドフルネスはそれを具体的にどうしたらよいか教えてくれます。

マインドフルな呼吸は癒しの基本となります。サイモントンのメディテーションでも、導入部分はまず呼吸に注意を向けることからはじめます。この導入部分だけでも心を落ち着かせる効果がありますので、ぜひ日常に取り入れてみてください。呼吸に集中できるようになったら、少しずつ意識を広げ、今この瞬間、身の回りに起こっていることでありがたいことや好ましいことに注意を向け、それをじっくりと味わうことも効果的です。

マインドフルネスの効果については、感情調整以外にも、免疫の改善や痛みや炎症の軽減など多数の報告がされています。

・人生に喜びをもたらすもの

2つめのアプローチは、私たちの人生の目的と同義です。**私たちの、生まれてから死を迎えるまでの人生の目的は、唯一、「幸福を経験する」ということ**です。

「幸福」は、人間が抱える、もっとも基本的で純粋な欲求です。それが、意識的なものであれ、無意識に行なわれたものであれ、私たちは日常生活の中で、人間関係、仕事、趣味、学問、信仰、自然や動物との関わりなどを通して、幸福になるためのさまざまな取り組みをしています。

ところが、私たちは長い間、「自分に厳しく、他人に優しく」という教えを受けてきて、それが完全に刷り込まれてしまっているため、なかには自分の幸福を蔑《ないがし》ろにし続けている人もいます。とくに、がんばりやがまんのきく人は自分自身を犠牲にしがちです。

しかしこれは、自分の本性からどんどん離れていってしまうことを意味します。気が病むと、文字どおり病気となり、そしてこの気が元に戻ると元気になります。興味深いのは、病気の反対が「良気」でも「高気」でもなく、ただ元の状態に戻る、「元気」だということです。これは、**私たちの本質が健康である**ことを意味しています。まことに、漢字には見事なまでに先人の智慧が宿っているものです。

ここで、癒しへの道を歩むにあたって、私たちの人生に喜びや深い充足感、また安らぎなどの幸福感をもたらすものがいったい何なのかをあらためて探求し、具体的にそれに取り組む必要性が出てきます。

そのために行なうのが、「**自分の人生に喜びや深い充足感をもたらすものを、最低5つリストにあげる**」ということです。これがサイモントン療法において、最初に参加者に出される課題です。そして、それ以降に取り組むすべての課題の根底に共通しているものです。

驚くべきことに、がん患者の多くはこの質問に即答することができません。私が初めてアメリカでサイモントン療法に通訳として携わったときも、その例に漏れませんでした。

そのときは、30名ほどの患者とその家族が世界各国から、開催地であるカリフォルニアを訪れていましたが、意外なことに、参加者の多くは社会的に成功した方たちで、一見幸せそうに見える人々でした。テキサスの不動産会社の社長、カナダの大きな医療機関の立て直しに携わるビジネスパーソン、なかにはイギリスの女性裁判官などもいて、それまでビジネスの分野で生きてきた私にとって人生の大先輩、また師として仰ぎたくなるほどの方々ばかりでした。

そのような地位も名誉もお金もある彼らが異口同音に、「人生に喜びがない」と言うのです。これにはたいへん大きなショックを受けました。それでも、みなさんが、「病気はいやだし死ぬのもいやだ」と言います。

では何のために生きたいのかと問えば、「とくに生きる理由もない」と答えるのです。「はたすべき責任ややるべきことならいくらでもあげることはできるが、自分が真にしたいことや喜びを得られることなどないし、考えたこともない」と。

これが、がんと治癒の過程における落とし穴であり、要ともなるところです。多くの人が有刺鉄線にばかり注意を向け、それをどうにかしなければと必死になり、その周りをうろうろするばかりで、がんのメッセージに耳を傾け、「本性に還る」という肝心要の作業を忘れてしまっているのです。

もちろん、有刺鉄線にぶつかっている以上はその刺を取り除くといった一時的な対処は有効でしょうし、取り組むべきです。ところが、それは根本解決にはなりません。有刺鉄線の周りをうろついている以上は、やがてまた同じようにぶつかってしまうことでしょう。大切なのは、鉄線の意図に気づき、そこから離れ、自分が本来歩むべき道に戻ることです。

あなたにとって「よいもの」に目を向ける

私たちの生きる姿勢において、とりわけ、がん等の病気にかかったときに大切なことは、「私たちにとって、悪いものは何なのか」ではなく、**「私たちにとって、よいものは何か」に目を向けること**です。「病気をどうしたらよいか」ではなく、「元気になるにはどうしたらよいか」に注意を払うのです。この姿勢を持つと、患者の目の輝きは一気に増していきます。

私たちの行なう療法ではスモールグループワークと言って、各トピックごとに小さなグループに分かれてディスカッションや分かち合いの場を持ちますが、このとき、「自分には喜びは一切ない」と明言していた人たちも、同じグループの人たちの話に耳を傾けているうちに、「いや待てよ、昔は自分もいろいろなところへ旅行して、好奇心を満たしては喜びを感じていたな」とか、「もう10年以上も触っていないが、ギターを弾くのが好きだった。でも、何者かになれるわけでもなく、非生産的なのでやめてしまった」とか、

「私は家族や友人など、気のおけない仲間たちとリラックスして食事をしたり、話したりすることが好きだったが、仕事漬けでもう何年もそんなことはしていない」など、ぽつりぽつりと忘れかけていた何かを呼び起こしはじめます。

そして、自分が等閑にしてきたそれらのことこそが大切で、取り組んでよいことなのだと自分自身に許可が与えられたときから、参加者の目の輝きが変わってくるのです。

2009年4月、私が定期的に通う地方のクリニックで講義をした際、下山晴子さん(仮名・80代)という、以前子宮がんを患っていた女性が最前列で熱心に聴いてくださいました。実は下山さんは、数年前にはリンパや骨にも転移が認められる末期がんと診断され、がんセンターや地元の大きな病院など、いくつかの病院で診てもらいましたが、年齢的なこともあり、放射線治療以外は成す術がないと言われていました。入院して放射線治療に取り組んだものの、予後が好ましくなかったので放射線も打ち切り、医師からは「あとは病気と仲よく過ごしてください」と告げられました。

退院後は、家を片づけるため、潔く自分の物をすべて処分して心の準備をしたそうです。このとき何となく心がすっきりして落ち着き、楽になったと言います。

そのような折に、下山さんはお孫さんからサイモントン療法の講演会に誘われ足を運んでくださいました。「年寄りにこのような外国からの療法など理解できるのだろうか」と不安を抱きながらのご参加だったそうです。ところが講演に耳を傾けるうちに、今まで自分はいかに闇雲に「何が何でも死なないようにせねば、がんを消さねば」と自分に課していて、それがプレッシャーになっていたかということに気づいたと言います。そうではなく、がんがあろうがなかろうが、人間はいつか死ぬ。両親も、夫も、そして娘のひとりも他界している。みんなのようにいつか死を迎えるのであれば、それを避けるようにするのではなく、それまでを大切に楽しく生きよう、よりよく生きようと意識を向けはじめました。

結婚するまでは自由奔放に生きてこられた下山さんでしたが、嫁いだときから姑の介護、一家の長や夫の6人の弟たちの世話に追われ、自分の時間はまったくなくなってしまったと言います。それでも、それが自分の使命で美徳と信じ、自らのことは常に後回しにし、決してその順番が回ってくることはなかったようです。子どもが生まれてからは子どものため、その次は孫のためといった具合です。お金も時間も他者のためのもので、自分が使うのは罪悪であると感じたと言います。

ところが講演会に参加された後、サイモントン療法の書籍を購入され、何度も繰り返し読まれ、ご自身で療法に取り組んでいました。彼女の本にはびっしり線やメモが書き込まれ、たくさんの付箋が貼られていました。

このようにして、彼女は結婚後の人生で初めて、純粋に自分のために時間やお金を使うようになりました。自分から友人を誘ってお茶をしに行ったり、カラオケに行ったりしはじめました。食事もこれまではストイックに玄米菜食でやってきて、まったく喜びがなかったようですが、自分にしっくりくるように野菜のみならずお肉もお魚も、ときには甘いものも、自分の心と身体が喜ぶようにバランスよく食べるようになったと言います。

こうして日常に多くの喜びがもたらされるようになり、人生がまったく変わってしまったという下山さんですが、それから1年後に病院に検査に行ったところ、医師が画像を見ながら「おかしいなぁ」と首を傾げたそうです。がんが消えていることがわかったためです。医師は納得がいかない様子で、また半年後に検査に来るよう指示しました。言われたとおり、半年後に検査に行くと「おかしいねぇ。不思議だねぇ。末期だったのにねぇ」と、このとき初めて、自分が末期がん患者であったことを告知されたそうです。

彼女は医師に自分がどのようなことに取り組んでいるかは一切伝えませんでした。医師には自分の取り組みを理解できないだろうし、批判もされたくないので自分自身の内に大切に納めておくことにしたそうです。

これは賢い姿勢です。自分が正しいと信じることを、周囲が正しいと納得するまで待っていたら、人生は思う方向に進まないでしょう。自分の理解していることを常に他人が理解している必要はまったくありません。自分自身の個性を尊重して、それまでのあらゆる情報や経験をもって、「これが自分にとって正しい」と深く理解し信じたことであれば、状況をよく知らない他人ではなく、もっとも自分に近くて自分をよく知っている自分自身が、それを応援してあげることが大切です。

下山さんは9人兄弟で、他の8人は誰もがんを患っていないので、自分の病気は遺伝や血統ではなく、自分がつくり出したものだと納得していたそうです。そうであれば、これからも自分自身が違いをつくり出すことができると信じていらっしゃいました。現在84歳、少女のような輝きの目で、今はコーラス隊に所属して楽しんでいらっしゃるとご報告くださいました。そして、いつあの世に行ってもよい心づもりで1日1日生かされていることに感謝して暮らしていらっしゃいます。

このように80代の末期がん患者であっても、さらにそこから人生を再出発されることが可能だと知ることは、私たちに多くの勇気を与えてくれるのではないでしょうか。

人間は喜びがもたらされているとき、体内でさまざまな化学物質を生成して免疫力を高めたり、モルヒネにもまさる鎮痛作用を与えたりするなど、自らを健康に促すことが神経科学者キャンディス・パートらの研究によってわかりましたが、サイモントン療法の現場では、このような現象が多く見られます。それは洋の東西を問わず、変わることはありません。

喜びのイメージを描こう

1971年、サイモントン博士が初めて心理的介入を行なって治療をしたエドワード・マックレーンさん（仮名）は、進行性の咽喉がんを患っていました。サイモントン博士の当時の上司であり、引退を間近に控えた放射線腫瘍科部長は、マックレーンさんの症状を見て、「私の過去のキャリアすべてをもってしても、彼のような症状で治ったケースは一例もないので諦めなさい。すぐに悪化して、そしてすぐに死ぬだろう」と伝えました。彼の診断は、放射線治療をすれば死期は早まるというものでした。

ところが、サイモントン博士はこの状況を逆手に取りました。医学的に何も成す術がないのであれば、何をやってもよいということが正当化されるととらえたのです。

マックレーンさんとの話し合いの結果、放射線治療と併用して心理療法を行なうことにしました。彼の咽喉にできた潰瘍の状態は悪く、固形物を食べられないどころか、自分自身の唾液を飲み込むのがやっとという状態でした。ところが治療を開始すると、彼は悪化してすぐに死ぬどころか、みるみるうちに元気になり、2週間後には固形物を食べられるようになり、4週間後には何と物理検査でがんが消失していることが認められたのです。

では、具体的にどのような治療を施したのでしょうか？　マックレーンさんは釣りが大好きだったそうで、以前は折を見ては日がな1日、渓流の中で竿を振っていました。ところが、診断を受ける数年前からはやらねばならないことが多すぎて、毎日が追われる人生となり、リラックスできる釣りとは一切無縁となっていたそうなのです。

マックレーンさんは、サイモントン博士の治療を受けているときは入院中で外出ができなかったため、実際に釣りに行くことはできませんでした。その代わり、ベッドの中で釣りをしているイメージを描いたのです。彼いわく、イメージの中では、実際に釣りをするときよりも大きな魚が釣れるため、より喜びが大きくなったそうです。その喜びのエネルギーが癒しの力となって全身にみなぎり、がんをどんどん小さくし、それを消していくというイメージを繰り返し描きました。

また、放射線が正常な細胞とがん細胞をきちんと区別して、がん細胞だけに効果的に作用するように、「がん細胞自体は弱くて混乱した細胞で、免疫細胞と治療の効果で簡単に消えていく細胞である」ということをイメージしました。

このようなイメージ療法を、放射線治療と並行して毎日行なった結果、はじめてから1カ月後にはがんが消えてしまったのです。さらに彼は、高線量の放射線治療を行なったにもかかわらず、副作用は一切ありませんでした。

「これは、それまでの私の人生でもっともエキサイティングな出来事で、これが自分のライフワークになると確信した」と、サイモントン博士は言います。

しかし、それと同時に、標準的な医師としてのキャリアを諦めざるを得ないことも確信したそうです。なぜなら、上司である放射線腫瘍科部長が患者のがんが消えたことを喜ばず、そのような経過は見たくないという姿勢で、どのような治療を行なったのかを公にするなというおふれを出したからです。

これが、当時の医療現場に携わる科学者の典型的な姿勢であり、彼らは患者が求める結果ではなく、科学者として他の科学者から認められるために出すべき結果に執着があるということをサイモントン博士は悟ったのです。それから数十年間以上もの間、荒波にもまれながらも、サイモントン博士の信念は変わりませんでした。

自己治癒力を高めるには

私たち人間には、科学では計り知れない力が潜んでいます。科学の父アインシュタインは、「私は宇宙の法則について、みんなより少しよく知っている。だが、人間についてはまったくわからない。そして、そのことこそ真に探求する意味のあることだ」と述べています。また、現代の西洋医学の父アルバート・シュバイツァーは「私たち一人ひとりの中に賢い医師が宿っていて、何をすればよいか、すべて知っている」と言っています。

私たちには本来、「自己治癒力」という、治療や薬に頼らなくても自分自身を癒す力が潜んでいます。この自己治癒力を高めるのに、私たちが内面からできる取り組みは、自分自身により多くの喜びや幸福感をもたらすことです。

古い歴史のある中医学の気功の教えでも、生命エネルギーや気を高めるのにもっとも効果的なのが、喜びや深い充足感などの幸福感がある状態をつくることだと教えています。私たちは、古代の賢者の知恵を拝借し、現代科学の恩恵を享受・活用しつつ自らの本性に迫り、健康の道へと取り組む必要があります。

私たちが自分自身の本性に還り、健康や豊かな人生を取り戻すために、その必須要素となる喜びや幸福感を与えるものをあげ、その実現に取り組むよう努めることはとても効果的なことです。日頃、私たちは放っておくと否定的なことにばかり目が行ってしまいます。

一説によると、悪い噂はよい噂の6倍の速さで広まると言われています。否定的な情報というのはより人々の注意を引くのでしょう。知人と話をするときも、幸せや喜びについてよりも、不平や不満、悩みについてなどが多くはないでしょうか。メディアも、この人間の心理を逆手に取った報道や記事を流すことが多々あります。誰々が幸せになったという報道より、誰々に不幸があったという報道のほうが、視聴者の興味を引くからです。たしかに、経済効果はもたらすかもしれませんが、必ずしも私たちを豊かにしてはくれません。

私たちを豊かにしてくれるものに目を向ける

ここで私たちは、何が悪いかよりも、何がよいかということに意識的に目を向け、それらに取り組む必要があります。そのことによって日々の生活の質を向上させ、生命エネルギーや気を高め、健康の改善を図ります。

そのためには、「意識する」必要があります。無意識に漫然と日々を送ってしまうと、気がつくといつものように問題や悩みにばかり目を向け、否定的な感情に苛まれてしまいがちだからです。

これは患者のみならず、サポーターの方も一緒に取り組むようにしてください。なぜならば、サポートをするには多くのエネルギーを必要とするからです。エネルギーを使うのであれば、エネルギーを充電する必要があります。

周囲は、「病気なのに、そんなことしている場合か」と冷ややかな姿勢を示すかもしれません。ところが、自分にとって大切なものをきちんと自分自身が理解し、周囲に惑わされることなく、この作業に取り組むようにしてください。周囲の人々は、あなたの人生の責任は取ってくれませんし、人生に喜びをもたらすことの大切さを理解していないということを覚えておいてください。

また、自分にとって大切なことが相手にとってはそうでなかったり、相手にとって大切なことが自分にとってはそうでなかったりすることもある、ということも覚えておいてください。

注意すべき点は、人にとってどうかではなく、自分にとって大切なものは何かを判断し、それに取り組むことです。そのためには、正直になる必要があります。**人に対して正直になるのではなく、自分自身に対して正直になってください。**

もし、どういうときに自分が喜びや幸福を感じるのかわからないという場合には、自分が「気分がよくなる」のはどういうときかに目を向けてみましょう。これは日常の些細なことでかまいません。たとえば、1日を終えて温かいお風呂に身を浸した瞬間や、美しい音楽を耳にしたとき、愛する者の笑顔を目にしたときだったりするかもしれません。

喜びのリストの作成

●喜びのリストをつくる

1冊のノートを用意し、あなたの人生に喜びを与えるもの、深い充足感を与えるもの、人生に意義を与えるもの、または単純にワクワクするものを最低5つあげてください。

リストの中身は、多ければ多いほどいいでしょう。それらは、あなた自身の健康のバロメーターだからです。

喜びのリストの例　家族や大切な人との時間、友人との時間、動物と触れ合う時間、自然と触れ合う時間、大切な信念の強化、運動、仕事、温泉や入浴、音楽鑑賞、楽器演奏、宗教活動、地域活動、土いじり、観劇、読書、学習、買い物、おしゃれ、旅行など

●イメージするだけでもOK

日常生活の中に、それらの喜びをより多くもたらすように心がけてください。実際にそれらの活動ができない場合は、そのことをイメージすることが大切です。

万一、自分自身の状態が悪くて、実際にそれらの取り組みができなくても、心配することはありません。先にも述べたマックレーンさんがよい例であるように、私たち人間にはすばらしい想像力が備わっています。

Exercise

喜びのリストの作成

実際にそれらの活動に取り組めなくても、そのことに取り組んでいることをイメージすることは、同じような効果をもたらします。

喜びのリストに「旅行」と書く代わりに、「旅行の計画」と書く人も少なくありません。これは、旅行に行くイメージをすることが自分をワクワクさせてくれるからです。

あそこに行って、あれを見て、あれを食べて、あの人に会って、といった具合に、理想的な旅をしている自分と戯れていると、エネルギーが高まってきます。愛する人や動物や美しい景色などの写真を眺めるのも同じです。

このような要領で、自分に起きてほしいことをイメージすると、そのエネルギーが自分自身を癒しに導いてくれるのです。

癒しの道へと導くメディテーション

次に行なうメディテーションは、私たちの想像力を日々の生活に有効に取り入れるツールとなります。

メディテーションとは、心と身体を落ち着かせ、自分自身に還ってリラックスした状態をつくり出すことを、形式的に行なうものです。多くのメディテーションは、目を閉じて呼吸に注意を向けることが基本となります。もちろん、目を開けたままや半眼でリラックスできる人はそのままでもかまいません。

メディテーションにはさまざまなスタイルがありますが、ここで私たちが行なうのは、心を落ち着かせてよりよいイメージを描くことによって、そのエネルギーが癒しのエネルギーとなり、健康回復の過程に役立つように導いていくことです。

私たちは日々の忙しい生活の中で、心を落ち着かせ、自分自身を省みる時間をおろそかにしてしまいがちです。忙しいときには、どんどんストレスが溜まってきて、その蓄積されたストレスが病気を引き起こす原因となり得るのです。

そして、そのストレスの解消法がリラックスすることです。リラックスすることは怠けることと、とらえられがちですが、決してそうではありません。

私たちは日頃、あまりにも生産性や効率だけにとらわれてしまい、かたちある、目に見えるものだけがよいものと思い込みがちです。そして、リラックスすることは何も生み出さないため、価値がないと思ってしまいます。

ところが、リラックスすることは、私たちのエネルギーや気を高めてくれます。見えないところで、きちんと生産性を高めてくれているのです。これが、結果的に私たちの身体や心にバランスや調和をもたらし、日常生活の効率や生産性を高めるのに大きく役立つのです。

放っておいてもリラックスすることに慣れている人は問題ありませんが、忙しい現代人は意識しないと、なかなかそんな時間は取れないようです。メディテーションは形式的に、また定期的にリラックスするためのよい手段であり、日常的に取り入れられれば心身のバランスを保つのに役立つでしょう。

51～56ページは、私たちが行なうメディテーションの内容を文章化したものです。これらにいったん目を通して、自分自身でイメージできる人はそのまま行なってください。

メディテーションが初めての方や慣れていない方で、誘導の声があったほうがやりやすいという人は、自分自身でここに書かれている内容を録音し、それを再生しながらメディテーションを行なうか、本書260ページのダウンロード特典を活用しながら日常的に取り組むことをおすすめします。

雑念が入ってしまう場合は、呼吸に注意を向けてみてください。意識的な呼吸を数回行なうだけでもリラックスの効果が得られ、私たちの身体によい影響をもたらします。

メディテーションを行なうときは、できるだけ静かで意識が集中できる環境を選びましょう（とくに最初のうち）。

また、服装はできるだけ身体を締めつけない、緩やかなものが好ましいでしょう。眼鏡をかけている人は、眼鏡を外したほうがリラックスできるかもしれません。また、時計や指輪も、外したほうがリラックスできる人はそうしてください。

体勢は座ったままでも、横になったままでもかまいません。座って行なうときは、膝の上に物を置かないほうがいいでしょう。

がんと癒しのメディテーション

このメディテーションは、がんに対する不健全な考え方を正し、今置かれている状況に対する正しい気づきを与え、癒しへの道へと導くものです。がんへの恐怖を軽減し、自己治癒力の偉大さを認識し、がんが持っているメッセージに気づき、失われたエネルギーを取り戻して、リラックスした日々を送ることができるようになります。

楽に呼吸をしながら、呼吸に丁寧に注意を向けていきます。
息を吸いながら、入ってくる息を丁寧にたどります。
息を吐きながら、出ていく息を丁寧にたどります。
吸いながら、頭の中で「吸っている」と唱えてみます。
吐きながら、頭の中で「吐いている」と唱えてみます。
そして、自分自身に優しく微笑みかけます。
吸いながら、風が鼻を通り、胸やお腹が膨らむのに気づきます。
吐きながら、胸やお腹がへこみ、風が鼻から抜けて外へ出ていくことに気づきます。
呼吸に丁寧に注意を向けていくことで、身体も心も徐々にリラックスしていきます。
息を吸いながら、呼吸がゆっくりなのに気づきます。

息を吐きながら、呼吸が深いのに気づきます。
吸う息とともに、宇宙から新鮮な良いエネルギーを吸い込みます。
吐く息とともに、あなたの中の古く不要になったものすべてを吐き出します。
今、この瞬間、あなたは宇宙とともに呼吸をしています。
今、この瞬間、あなたは新しいあなたに生まれ変わっていきます。
楽に呼吸をしながら、リラックスした状態で、
今、あなたが安全で守られていて心地よい場所にいることを想像します。
そこは実在する場所かもしれませんし、想像の中だけの場所かもしれません。
どちらでも、そこが安全で守られていて心地よい場所です。
優しく、温かく守られる場所です。
しばらく、その場所に身を置きます。
聞こえるもの、想像するもの、すべてがあなたをリラックスに導きます。

（1、2分間置く）

それでは今、安全で、守られていて、とても心地よい場所にいながら、
あなたが自分自身に喜びをもたらすもの、または深い充足感をもたらすもの、
幸福感をもたらすものに取り組んでいることを想像してください。
あなたに喜びがもたらされたとき、身体の中の細胞ひとつひとつが喜んで
エネルギーがみなぎり、そのエネルギーが癒しの力となり、
癒しの黄金の光となって、全身をくまなく巡ります。
あなたの身体の、そして心の癒されるべきところすべてを
簡単に包み込み、癒していきます。
あなたに喜びがもたらされたとき、
それが癒しの、黄金のエネルギーとなって全身をくまなく巡り、
あなたの身体の、そして心のしこりをジワーッと溶かしていきます。
がん細胞を簡単に見つけ出し、包み込み、変質させて身体の外へ取り除いていきます。
これはあなたが生まれたときから、あるいは生まれる前から
あなた自身に備わっている自然の力です。
あなたの身体が、いつもの自然な仕事をしはじめたときに、

がんはあなたの治癒力に包み込まれ、身体の外へ取り除かれていきます。

あなたの身体が、複雑で高度なことをしたときでなく、
ただ、いつもの自然な仕事をしたときにこのことが起きます。

あなたに喜びがもたらされ、あなたがいつものあなたらしくなったときに
身体がいつもの仕事をしはじめます。

いつものいい仕事です。

そうすると、がん細胞は簡単に取り除かれていきます。

がん細胞は、今まで一度も正常細胞を攻撃したことはありません。

がんは誤った情報を持って、誤った動きをして、混乱しながら増え続けてしまっている、
脆くて、弱くて、いびつな細胞です。

がん細胞は私たちを決して攻撃したりはしません。

白血球は、常にがん細胞を包み込んで変質させ、排除していきます。

がん細胞は決して攻撃をしません。

白血球が通常どおりの役割を果たして、あなたの弱いがん細胞に働きかけ、
そのがん細胞をどんどん排除していくことを想像してください。

ストーブの上に置かれた雪のボールがジワーッと溶けていくように、
あなたの喜びの癒しのエネルギーががん細胞を包み込み、
ジワーッと溶かしていくことを想像してください。
これが私たちの本質で、自然の法則です。
がんは、私たちの身体がただ、いつもの仕事をするだけで、
消えていってしまう細胞です。
自分の身体がいつものよい仕事をしていることを想像してください。
簡単にがんを消していくことでしょう。
そしてもう一度、がんのメッセージに耳を傾けてください。
がんは私たちにいったい何を伝えようとしているのでしょうか。
がんは、私たちの大切な何かがバランスを失っているからそれを戻してください、
と伝えています。
「自分に喜びをもたらすもの、深い充足感をもたらすもの、
幸福感をもたらすものに取り組みなさい。
あなたに苦しみや痛みをもたらすものから遠ざかりなさい。

もっと自分自身に優しくなりなさい。
もっと自分自身に正直になりなさい。
もっと素直になりなさい。
あるがままのあなたでいなさい」
がんは、そんなメッセージに耳を傾け、新たな一歩を歩み出します。
そのメッセージを発しています。
よい結果が訪れるでしょう。
今、あなたの健康がどんどん増進していることを想像してください。
あなたが健康的だと思える活動をイメージしてください。
あなたがそれに取り組んでいることをイメージしてください。
それでは、徐々に意識をこの部屋に戻してください。
音を意識してください。
光を意識してください。
周りにいる人々を意識してください。
呼吸を意識してください。
準備ができたら、ゆっくり目を開けてください。

2章

思い込みを変える

Image control method for cancer care

喜びや充足感を妨げるもの

私たちの心と身体はとても密接に関わっています。私たちの中に起こる感情と病気との間には、病気の発症、治癒といった面から見てもとても深い結びつきがあり、大きな影響関係にあるのだということは、これまでのお話からもおわかりいただけたことと思います。

自分自身に喜びや充足感をもたらすものに取り組みながら、日々リラックスして生きることがすぐにできるようになればいいのですが、なかなかそううまくはいかないものです。私たちを妨げるものは、必ずといってよいほど現われてきます。それは不安や恐怖や焦燥感、また罪悪感や自責の念といった、ネガティブな感情です。

がんを引き起こす要因は、先天的な遺伝傾向、喫煙、過度の日光浴、偏った食生活などが医学的に認められています。なかでも、私たちの中に起こる感情による「ストレス」は、がんを引き起こす大きな要因のひとつです。そして、がんであるという診断を受けてから、**私たちが自分自身でもっとも効果的に対処できるのが、この「感情的ストレス」に対する取り組み**なのです。

そこでここでは、自分自身の感情との関わりについて考え、作業を実践してみましょう。

私たちを悩ませるものの本質とは

私たちはがんになる以前から、そしてがんになってからもなお、さまざまな悩みを抱えて生活し続けています。

それは、自分自身のちょっとした言動が元になって起きたことや、仕事上のスケジュールや内容に関すること、人間関係、経済的な困難やトラブルなど、さまざまな状況のもとで私たちは悩まされています。

場合によっては、「なぜ私には、こんなに次から次へと悩みが降りかかってくるのだろう？」と思わざるを得ないようなこともあるでしょう。

私たちは、いったい何によって悩まされているのでしょうか。得てして私たちは、何かが起きたとき、その出来事に対して悩まされると考えがちですが、実際には出来事そのものではなく、その出来事をどのようにとらえたかによって悩まされています。

つまり、出来事そのものに直接狼狽するのではなく、その出来事を私たちがどのように解釈したかによって、狼狽したり悲しむといった感情が湧き起こってくるのです。

ストレスはネガティブな感情から生まれる

たとえば、私たちが炎天下の中、ハイキングに行ったとします。予想以上に暑いせいか、水を口に運ぶ回数がいつもよりも増えてしまい、持ってきたボトルの水の半分がなくなりました。しばらく歩くと標識があり、そこで、まだ全行程の2分の1だということが判明しました。

このときの出来事は「ボトルに水が半分入っている」ということです。この「ボトルに水が半分入っている」ことに対して、私たちが「まだ残りの距離が半分もあるのに、水はボトルに半分しか残っていない」ととらえた場合、これは私たちに不安という否定的な感情、すなわちストレスをつくり出します。しかし、「喉の渇きは落ち着いたし、水はまだ半分も残っている。あと半分の距離なら、これまでのようにコントロールしながら進めば問題はない」ととらえると、感情的ストレスとは無縁になるのです。出来事そのものより、その出来事への自分流の解釈や判断が私たちを悩ませるということなのです。

私たちはこのように、**慣れ親しんだ思考パターン**を持っています。

次に、認知（もののとらえ方）の歪みのパターンをいくつかあげてみます。これは認知療法の創始者であるアメリカの精神科医アーロン・ベックの分類によるものから、代表的ないくつかを取り上げたものです。

①選択的な抽出……特定の情報のみに目を向け、全体の状況把握を失ってしまう。たとえば、日常生活にいいこともたくさん起こっているのに、悪いことばかりに目を向けてしまうなど。

②独断的推論（心の読みすぎ）……矛盾する証拠があるにもかかわらず、それを無視してある特定の結論に一気に到達してしまう。たとえば、周りの人の言葉数が少ないのは、私が相手の気分を害してしまったせいだと思い込んだり、誰かがひそひそ話をしていたら自分の悪口を言っていると思い込んでしまうなど。

③極端な一般化……ある出来事や情報を元に、不合理であるくらい一般化してものを考える。たとえば、誰それがこう言っているから絶対にそうだと信じてみたり、過去に一度そうだったから未来も必ずそうなるなどと思い込んでしまうなど。

④過大評価と過少評価……ひとつのことを過大に評価して考えたり、実際より極端に低く評価してしまう。私はいつも失敗ばかりするとか、全然できないとかといった、大げさなものの見方。

⑤自己関連づけ……自分の周囲に起こっている悪いことは、すべて自分の責任だと思ってしまうなど、わずかな情報からそのことが自分のことと関係があると思い込んでしまう。夫が病気になったのも、子どもの成績が悪いのも全部自分のせいにしてしまうような状態。

⑥全か無か思考……何でも白黒つけたがり、グレーな部分は排除して判断する、完璧主義の人に多いものの とらえ方。一度失敗したらすべて終わり、完璧にできないなら価値がないと感じてしまうなど。

たとえば、乳がんを患う町田敏子さん(仮名・40代)は、手術後のリンパ浮腫による痛みがあまりにもひどいため、参加申し込みをしていたサイモントン療法の滞在型研修を直前でキャンセルしようとしていたほどでした。母親のサポートも借りて、なんとか会場に到着し参加したのですが、1日目にこの考え方を変える取り組みを終えた後、痛みはほとんどなくなってしまいました。

彼女は、いわゆる問題児と言われる十代の息子を抱えており、「息子はこのまま堕落して、みじめな人生を送る」「私は母親失格だ」「二度と幸せになれない」などという考え方を強く抱いていました。そして、このような考え方を「息子がこのまま堕落して、みじめな人生を送るとは限らない。一時的に問題はあっても、起きていることにはすべて意味があり、これを乗り越え、自分自身の人生を幸せに切り開く力をきちんと備えている」「私は、息子を心から愛する唯一のすばらしい母だ」「幸せになれる。その力が備わっている」というように変えていったところ、腕から先の痛みが半分に減り、その思いを唱えて就寝したら、翌朝にはほとんど痛みがなくなってしまったのです。

そして、その後は自分らしくいきいきと生活を送るようになり、1年後にはがんのことや子どものことについてはあまり気にせず、自分の人生について語るようになっていました。子どもの心配ばかりしていた彼女が、子どもと離れて自分の時間とスペースを持つためにマンションを借り、日中はそこで暮らすようになりました。また、そこに友人らを招き、将来のビジョンを語るようになったのです。食事もストイックにすべて自分でつくっていましたが、それもストレスの要因のひとつになっていることに気づき、「もっと楽をして健康になってよい」と考え方をあらためため、自分で料理する代わりに、健康的なお惣菜を街で購入してきて、それを楽しんで食べることでゆとりを持つようになりました。

それからさらに3年後の彼女は、症状も安定し、日常生活に支障なく暮らしています。自分自身の闘病経験を生かし、リンパドレナージュの資格取得や、その他の勉学にも積極的に励み、サイモントン療法も今では患者としてではなく、研修生として参加されるまでになりました。もちろん、すべてが思いどおりに行くわけではなく、さまざまな問題にぶつかりながら、それでもその都度、自分自身を振り返り、とらえ方を前向きすることによって、自身の状態を健全にコントロールしています。町田さんに久しぶりに再会したときは、それが彼女だと気づかないほどの変化で、とても健康的に輝いて見えました。

がんの治療に関しても、自分が受けている抗がん剤に対する考え方を変え、よりよいイメージを持って治療に取り組んだ結果、副作用がなくなったと報告してくださる方が多くいらっしゃいます。

ある患者は、過去に二度受けた抗がん剤治療では吐き気と脱毛の副作用が激しく、「抗がん剤は私をどんどん蝕んでいく悪いもの」というイメージを持ちながら治療を受けていました。ところが、「抗がん剤は私の身体や自己治癒力の友で、がん細胞のみに効果的に働きかけ、副作用を出すとは限らない」と抗がん剤に対する思いをとらえ直し、よいイメージで治療を受けることにより、副作用を見事にコントロールできました。

不健全思考を書き換える

このように、感情的なストレスを緩和することによって肉体的な痛みが取れたり、副作用をコントロールできたりするケースは、決して稀なことではありません。

ここでは、安定したよい感情を生み出し、身体によい影響を与える考え方を**「健全思考」**と定義します。それに対して、絶望感、罪悪感、非難、自責の念、敗北感などの否定的な感情をつくり出し、身体に害を与える考え方を**「不健全思考」**と定義します。「不健全思考」を「健全思考」に変化させていくことにより、感情のコントロールが可能になります。もちろん、これには多くのエネルギーが必要であり、とても困難なことかもしれませんが、これらの感情が体内の自己治癒力を左右する力を持っていることを考えると、困難を乗り越えて健全な解釈に変化させ、それらを自分の内に宿らせる意味と必要性はおおいにあると言えるでしょう。

健全なイメージは、私たちに活力と幸福感と心の安定をもたらすだけでなく、肉体的なレベルで大きな効果を与えてくれます。たとえ困難であっても、その安心感や幸福感、または活力を得る権利が自分にはあるということを知っておいてください。

多くの患者は、「がんと診断された」という「出来事」から、絶望や不安などのネガティブな感情を持ちます。そうした感情は、がん＝死といった不健全思考から生まれるのです。

しかし幸いなことに、私たちにはこの解釈を書き換える能力があります。多くの解釈は事実に基づいていていません。たとえば、「がん＝死」が事実であれば、世の中にがんからの生還者は存在していないはずです。

事実は、「がんで死ぬ人もいれば、死なない人もいる」。そして、「変化を起こし、健康を手に入れた人が世の中にたくさんいるように、私にも健康を手に入れることは可能である」ということです。このように、バランスの取れた前向きな思考が健全思考なのです。

非常に稀ではありますが、患者の中には、がんと診断されたときから「ラッキーだ！」と思う人もいるのです。これは、病気の恩恵をすぐに認識したことにもつながりますが、がんになることで、いやで仕方がなかった状況から簡単に離れられたというものです。

たとえば、それまでは、責任が重すぎて絶対に辞めることは許されないと思っている仕事があり、そのようなことをすれば、社会的な生命を絶つことに等しいと思い込んでいましたが、がんになったとたん、いとも簡単にその仕事を辞めることができたなどです。

さらに、命にリーチがかかったことで、今までやりたくてもできなかったことを、迷わずはじめる決心がついたというのです。このようなとらえ方をする人は、がんになった後からでも、いきいきと過ごすことができます。その結果、健康を回復する可能性が高まってくるわけです。

否定的な感情を受け入れる

感情をコントロールするというと、「落ち込んではいけない」「否定的な感情を持ってはいけない」と、やみくもに否定的な感情に蓋をしてしまうことがあり、無理やり明るく装ってしまう人がいますが、これは逆効果です。落ち込んではいけないと言い聞かせることで落ち込まないほど、人間は単純にはできていません。

人生にはさまざまなことが起きます。そして、ときとして好ましくない出来事も起きます。そのようなときに落ち込んだり悩んだりと、否定的な感情を持つのは人間として当然のことで、健全と言えます。「否定的なことを考えちゃいけない」と思っている間は、実はずっと否定的なことを考えているのです。これは「象のことを考えちゃいけない」と繰り返すたびに、頭の中に象が浮かんで出てくるのと同じです。

まず、「否定的な感情を持ってもよい」のだと、素直に受け入れましょう。なぜなら、そうすることによってもっとも効果的にそこから脱却できるからです。問題なのは、否定的な感情を持つことではなく、それを長期にわたり引きずり続けることです。

慢性的に否定的な感情を持ち続けると、人間は体調を悪化させるということがわかっています。一時的に否定的な感情を持っても、寝れば忘れてしまう、または数日経てば忘れてしまうというのなら問題ありませんが、それを長期にわたって引きずっている場合は生体に害を及ぼしかねません。そのときは、きちんと否定的な感情の蓋を開けて、問題に向かい合い、**不健全思考を健全思考に変えていく**必要があります。

人間は本当にいやな状況に直面すると、本能的にそこから逃げ出す性質があります。まるで、火事の家から飛び出して逃げるかのようです。ところが、このように問題がそこにあるとき、目を背けるのは一時しのぎにはなっても、根本的な解決にはなりません。

否定的な感情を見ないようにするのは、臭いものに蓋をするのに似ています。いったん臭いは消えたように思えますが、依然臭いの元はそこにあって、いよいよ悪臭を放ち、やがて漏れていきます。大切なのは、まず臭いものに向き合って、蓋を開け、中身を取り出し、そして、健全なものに入れ換えていくことです。

そのためにも、まずは否定的な感情を受け入れる姿勢を取りましょう。もちろん、対処法がわからずいたずらに向き合うのは、エネルギーを浪費することになりかねませんが、今は臭いものをよいものに変えるための対処法をきちんと学んでいますから、勇気と自信を持って否定的な感情に向かい合ってみてください。

つらい感情に直面しているときこそ、自分自身の考え方を変えていく絶好のチャンスです。つらい感情に直面しているときは、その感情をつくり出している、不健全なものの考え方＝不健全思考が浮き彫りとなります。このようなとき、「考えてはいけない」と思う代わりに、「いったいどのような思いにとらわれているのだろう」と自分自身を省みると、簡単に不健全思考を見つけ出すことができます。不健全思考を効果的に見つけられれば、それを変えていくことが容易になるわけです。蓋をしてしまったら変えることもできません。

たとえば、心が不安でいっぱいで眠ることができない、気になって仕事が手につかない、友人とおしゃべりをしていても内容がまったく耳に入ってこない、という状態であれば、否定的な感情が私たちの生活に支障をきたしていることが明らかです。

どんなことを考えているために、その感情が湧き起こったのかを見つめてみましょう。手術や治療の前になかなか眠れないのであれば、もしかしたら「手術はうまくいかない」とか「治療は私をどんどん蝕んでいく」などといった不健全思考が妨げになっているかもしれません。それらと向き合い、変えていくことが大切です。

積極思考（ポジティブ・シンキング）は危険

否定的な考え方を変えていこうとするときに気をつけなければいけないのは、それとは真逆の**積極思考（ポジティブ・シンキング）になってしまわないようにする**ということです。ポジティブ・シンキングというのは、不健全思考よりはましかもしれませんが、あまりにも現実離れして無理がある考え方だと、結果的に逆効果となってしまいます。

無理は続かないというのは、世の中の原理原則です。たとえば、体力的に衰弱していて、余命2カ月と宣告された人が「2カ月以内に必ずがんは消える！」と断定的に信じ込もうとするのは、かなり無理があります。現実は、2カ月以内にがんが消えることもあれば、消えないこともあるということです。いったん中立的な立場を取ることが大切です。

そして、現実や自然に則した前向きな考え方＝健全思考として、「がんを消すことは可能である」という決して断定的ではない、可能性という立場から、地に足のついた姿勢をはぐくみましょう。積極思考は、体力があり、放っておいてもある程度気分がよいときなどには機能することもあるかもしれませんが、体力が衰えていたり、気分が悪かったりするときには、絶望感や敗北感を強化してしまうこともあり得るのです。

解釈や考え方も自然の法則と同様、バランスが大切です。夜があれば昼があるように、波が満ちては引くように。「昼だけを見よう！　常に明るくいよう！」などという姿勢は無理があり、やがて破たんをします。

また、やみくもに積極思考に固執する人は、意識していなくとも、実は背後に依然大きな恐怖を抱いて現実を否認していることが多いのです。「病気が悪化することには向き合えないし、耐えられない（私にはその力がない）」「死は最悪の出来事で、自分にそんなことが起こるなんて考えてはいけない」などといったものは代表的なものかもしれません。まず、これらの不健全思考を書き出して、それらを健全化することが大切です。

病気の恩恵を受け取める考え方

このように、不安や恐怖を引き起こすような、不健全な解釈や考え方を健全なものに変える方法を学ぶ能力は誰にでも備わっており、この能力が病気を治すための大きな助けとなるのです。

多くの患者があげる病気の恩恵に、「休息が取れるようになった」というものがありますが、病気になっても休息を取らない人がいます。それは、「休息を取ることは怠けることだ」という観念が罪悪感を生み出し、邪魔をしているからです。これでは、病気の恩恵をきちんと受けることができず、バランスを取り戻すことはできません。

たとえば、車を休むことなく運転し続けたなら、オーバーヒートすることがありますが、そこでアクセルを踏み続ける人はいないでしょう。オーバーヒートした、あるいはしそうなときは、しっかり車を休めてクールダウンさせることが必要です。さもなければ、車の心臓部であるエンジン自体が破損し、車全体が機能しなくなってしまうでしょう。

これを私たちの人生に置き換えてみると、経済効果や物質的な生産性を高めるために働くことは人間の大切な仕事だが、働いたらその分、休息を取ることも人間の大切な仕事である、ということになるでしょう。

私たちは、「働かないと食べていけない」ということにばかり気を取られ、「休息しないと死ぬ」ということを忘れがちです。しかし、健康な人生を送るためには、そして、とくに病気になったときは、「休息は怠けること」という考え方を手放し、「休息は人間の大切な仕事である」という考え方に切り替える必要があります。

遊びや喜びに関しても同様です。「自分のしたいことをすることは勝手わがままなこと」という観念を、「したいことをして喜びをもたらすことは、人間の大切な仕事であり、人生の目的に通じることである」という具合に切り替えます。

病気になることで、「家族に迷惑をかけている」という思い込みがあれば、**「迷惑をかけているとは限らない。人間が助け合うということを学ぶ機会が与えられている」**と思い直すことが大切でしょう。

人から助けられることも大切な役割

がん患者の多くは〝助けられ下手〟です。助けることだけがよいことで、助けられるなんて人に迷惑をかけるだけ、といった具合です。人間は、「人や世の中の役に立ちたい」という自然な欲求を持っています。自分がこの欲求を満たそうとするわりには、人がその欲求を満たそうとすると、それをさせないのです。

これは、相手から「人を助ける」という大切な機会をはく奪することになり、人間同士の関わりの調和を乱すこととも言えるでしょう。

考えてみてください。もし誰かが川で溺れて苦しんでいるとき、元気なあなたが陸の上から助けの手を差し伸べると、溺れている相手が息も絶え絶えになりながら、「大丈夫です。迷惑をかけたくないので放っておいてください。自分のことは自分で対処します」と言って、あなたの助けを拒んだらどうでしょう。これは、あなたが人助けをして感謝される機会がはく奪されてしまう、とても虚しいことではないでしょうか。

あなたひとりががんばらなくても、世の中に存在する一人ひとりに、助けたり助けられたりしながら苦境を乗り越え、人生を切り開いていく力が備わっていることを信頼してください。人間には相互扶助の精神が備わっているのです。職場での役割も同様です。職場のひとりが病気で倒れたことにより機能しなくなる組織は、運営自体に問題があり、そのような脆弱なシステムはもともと淘汰されるか改善されるべきものでしょう。

もし、あなたが病気になったために会社が機能しなくなったのであれば、それは組織運営を健全化するためのチャンスととらえることができます。なぜならば、組織とは本来、人を幸せにするために運営されるべきものであって、組織を幸せにするために人間が身を削り病んでしまっては本末転倒だからです。

自分に優しくなるという変化を起こすときには、勇気が必要となります。多くの人は、優しくなることや自分をお世話することは、甘ったれることで、いとも簡単なことと想像するかもしれませんが、そうではありません。

以前、私が通っていたフィットネスクラブに、このような張り紙がしてありました。

「調子の悪いときや気分の優れないときには、勇気を持って運動を止めましょう」

本来なら、ビジネス面を考慮しても、「健康のため、週に2、3回は運動をしましょう」という張り紙があってもよさそうなものですが、あえて無理をせずに運動を控えなさい、「勇気を持って」それをしてくださいという内容です。

この張り紙は、何かから手を引いて自分を守るときには、勇気が必要なのだということを、あらためて思い出させてくれました。このフィットネスクラブは東京のオフィス街の中心に位置し、ビジネスパーソンが多く通う環境にあります。恐らく、多くの企業戦士たちは、多少気分や体調が悪くても気合を入れて運動をし、その結果、無理がたたってダウンしてしまうことが少なくないからなのではないでしょうか。

自分自身をいたわる勇気を持つ

無理をせず、自分をいたわるには大きな勇気が必要です。とくに病気になったときは、きちんと自分の身体の声に耳を傾け、勇気を持って自分をいたわり、勇気を持って周囲から助けられるという役割をはたしてください。勇気ある退陣——これはときとして、人生を上手に切り抜けるための戦略でもあるのです。

それでもなお、がんばろうとする人は、なぜそうするのかを考えてみてください。恐らく「がんばらない自分、生産性を高めることができない自分には価値がない」という思い込みがあるのかもしれません。あるいは、「そんなことをしていたら、他人が私を認めてくれず、私はダメな人間になってしまう」という思い込みがあるのかもしれません。

まず、覚えておかなければならないことは、**この世に価値のないものなど存在しないと**

いうことです。これは決して偏った精神論ではなく、物理的にも正論なのです。価値のないものは存在し得ない仕組みがあり、それが宇宙の法則だからです。

ですから、私たちがこの世に生まれてきて存在しているということは、すでにそれだけで価値があるということなのです。何を成し遂げようが成し遂げまいが、自分がそのことにどのような意味を見出すかによって、価値は変わり得るのです。

病気であるとかないとかで、その人の絶対的な価値が決まるわけではありません。この世には健康な人もいれば病気の人もいるし、自分自身も他人も、健康なときがあれば病気のときもあります。強いときもあれば弱いときもあります。昼があれば夜があるように、晴れの日があれば、雨の日があります。晴れだけがよくて雨はダメ、潮は常に満ちていなければダメだなどということは言えないはずです。

なぜならば、それが自然なことだからです。また、調和を取るのに必要なことだからです。大切なことは、自分自身がそのようにバランスを取っているということに気づき、それを受け入れることとです。がんばれないときはがんばらないことが仕事です。がんばる必要はないというサインです。「がんばる必要はなく、物質的生産性を高めようが高めまいが、私は価値ある存在だ」、「人が認めようが認めまいが、私は価値ある存在だ」というように、考え方を切り替えてみましょう。

人に認めてほしい、愛してほしい、信頼してほしいと求めるときは、自分が自分を認められず、愛せず、信頼できていないときです。自分が自分を認めてあげることができないので、人から認められることによってぽっかり空いた心の欲求を埋めようとしているのです。ところが、**世の中で自分を一番よく知っているのは自分自身にほかなりません。**周囲に対して「いい人」であり続けるために、無理をして周りに合わせる必要はありません。

なぜなら、人に合わせようが合わせまいが、あなたは本質的に「いい人」だからです。

相手の気分や感情を害したら、あなたは悪い人なのでしょうか。そうではありません。

あなたの感情が、あなたの観念や思考によってつくり出されているように、相手の気分や感情は相手が自由な観念や思考の選択からつくり出しているものであり、その責任はあなたが取るべきものではなく、相手のみが取り得るものなのです。

まず、周囲の評価や対応が気になってストレスに陥るような場合は、あなた自身が自分自身をまず認め、愛し、信頼する習慣を身につけることが大切です。

ビリーフワークとは何か

それでは順を追って、効果的に不健全思考を健全思考に変えていく作業をしてみましょう。患者もサポーターもそれぞれ自分自身のことに取り組んでください。

この作業は**「ビリーフワーク」**と呼ばれています。ビリーフとは、英語で「信念」とか「信じているもの」という意味があり、直訳すると「信念への取り組み」ということになりますが、ここでは、私たちの感情を生み出す思考や、解釈のことを言います。

このビリーフワークに取りかかる前に、ひとつ注意点があります。それは、この作業は自分の否定的な感情が自分自身の生活の妨げになっていると感じたときにだけ行なうようにする、ということです。わざわざ気分のよいときに、問題点を探してまで行なう必要はありません。繰り返しになりますが、私たちにとってもっとも大切なことは、悪いことを探すことではなく、自分たちにとってよいことを探求し、それに取り組む作業なのです。

ビリーフワークの手順

①感情や肉体的痛みの確認

自分の中に精神的、肉体的痛みがあることを確認してください。そして、そこにある否定的な感情を確認しましょう（例　不安）。その感情のレベルを1から10のスケールに当てはめてみます。1はつらさのない状態、10はこの上ないつらさとし、7以上の場合、ビリーフワークに取り組みます。

②用紙の用意

次に、白紙の中心に縦に1本の線を引きます。紙の上部中心に、問題となっている代表的な感情を書き出します。

③思考（思い込み）を列挙していく

線の左側に、その否定的な感情を生み出している原因と思われる思考（思い込み）を5つ以上書き出します。

これは、私たちにとってむずかしい作業かもしれません。なぜなら私たちは、無意識的に否定的な感情や考えを見ないようにしているからです。

私たちは多くの場合、感情への効果的な対処法を持っていないため、それらの感情への対処の仕方がわからず、見ないようにするしかありません。私たちが新たに取り入れるのは、その否定的な感情に真っ向から対処していくという方法です。

サイモントン療法に取り組む人々が、どのような思考（思い込み）を持つことによって、肉体的、また精神的痛みを感じるかということをリストにあげていますが、これらの内容は世界のどの国でも、ほぼ共通した結果となっています。

ほとんどの患者に共通している、痛みをもたらす思考の第一にあげられるものは、「私は健康になれない」、「何をしてもムダで、私は苦しんで死ぬ」という思考です。このような思考をすべて書き出していきます。

④思考（思い込み）の評価

書き出した思考が健全か不健全かを、「モルツビーの5つの質問表」（81ページ参照）に照らし合わせて評価します（例　がんになった私は、二度と健康になれない）。

自分の思考が健全であると定義するためには、この5つの質問表のうち、3つ以上がYESである必要があります。

今回の思考では、5つ全部がNOになりますので、非常に不健全な思考と言えます。

⑤健全な解釈への書き換え

左側に書いた思考が不健全であることがわかったら、右側に、それに対する健全な思考を書き込んでいきます。

この「私は健康になれない」という思考に相対するのは、「私は健康になれる」でしょう。これは、可能性としての「なれる」です。断言としての「なる」ではありません。

ここで大切なことは、くれぐれもポジティブ・シンキングにならないようにすることで

モルツビーの5つの質問表（例　がんになった私は、二度と健康になれない）

①この思考は事実に基づいていますか？

……NO。健康になる可能性はあります。

多くの人は、「がんは致命的な病気だ」と言っているかもしれません。しかし、誰が何と言おうと、必ずしもがんで死ぬとは限らないということは事実です。

②この思考は自分の健康や生命を守るのに役立ちますか？

……NO。役立ちません。

③この思考は自分の短期的・長期的目標を達成するのに役立ちますか？

……NO。役立ちません。

④この思考は自分の悩みや問題を解消・解決するのに役立ちますか？

……NO。役立ちません。

⑤この思考は望ましい気分をもたらしますか？

……NO。いい気分にはなりません。

す。ポジティブ・シンキングは、現実からかなりかけ離れた考え方であり、逆にプレッシャーや敗北に対する恐怖を生み出してしまう場合があるので、もっと地に足のついた考え方をする必要があります。あくまでもここで使っている「なれる」は、可能性としての「なれる」なのです。

「私は健康になれない」というもの以外の一般的な不健全な思考は、「私は苦しむべき人間だ」、「これは天罰だ」、「私はダメな（価値のない）人間だ」、「私は敗北者だ」、「私は親（妻、子ども、社会人）として失格だ」、「もう、この状況には耐えられない」、「私は幸せにはなれない」、「神は私を見捨てた」、「私には時間がない」、「私は生まれるべきではなかった」、「私は愛されない存在だ」などといったものです。いろいろな状況を想定したビリーフワークの例を87～90ページに掲載してありますので、ご参照ください。

否定的な感情や体調の不振、痛みなどがあるとき、どのような不健全な思考があるのかを書き出していってください。今あげた思考は、多くの人に共通する不健全な思考です。この思考はどれくらいの期間、あるいはその想いの深さなどに差はあっても、誰もがみんな、人間として抱えている問題だと言えます。

⑥書き換えた文章を読んで評価する

この右の部分を書き換えて、その後読んでみてスッキリしたり、楽になったというのが適切な状態です。通常、否定的な感情が日常生活を妨げているときは、その大きさは、1から10のスケールで表わすと7以上という状態です。そして、「スッキリした」という状態は、そのスケールの大きさが4以下になっている状態を目安とします。

たとえば、「私は失敗ばかりを繰り返す、人生の敗北者だ」という苦しみを抱えて、その大きさが8である場合、ビリーフワークを行なっても、その大きさが5や6で留まっているなら、結果としてベストではありません。

もちろん、数値が減ることは悪くはないのですが、それだけが私たちの目標ではありません。私たちが求めているのは、「ちょっとスッキリしたかな」という程度の状態ではなく、「ああスッキリした」、「かなりスッキリした」という状態であり、そこに目標を置いています。これが4以下です。

ここで大切になってくるのは、そのときに思い込んでいる不健全な思考が何か、それに相対する、不健全さを打ち消すような健全な思考とは何か、ということです。

右側を読んでみて、その苦しみの大きさが4以下になったら、うまくいっていると考えてよいでしょう。

⑦健全思考への変換を学習する

ここまでで書き換えが終了したとはいえ、これで終わりではありません。実はこのビリーフワークは、書き換えを行なったところからが、はじまりです。

書き換えが終わったら、清書し、その紙またはノートを常に持ち歩きます。出かけるときも、トイレにも、どこにでも持って行きましょう。コピーを何枚か取ってバッグに入れたり、手帳にはさんだりするのもよいでしょう。

否定的な感情が湧き出てきたときに、左側の不健全思考と右側の健全思考の両方を読み上げてみてください。その際、わざわざ書き換えた左側の不健全思考を読むのは、自分自身がいかに非論理的な思考によって、好ましくない感情をつくり出しているかを把握して、思考を書き換えることの大切さを再認識するためです。

繰り返し、私たちの感情は常に、出来事にではなく、私たちの考え方に比例していきます。この作業の重要さを認識すればするほど、取り組みの効果は上がっていきます。

⑧健全思考の定着を促進する

さらに、否定的な感情の有無にかかわらず、1日3回、健全思考を読み上げます。

この作業においてもっとも困難な場面は、心底、「自分は健康になれない」と思い込んでいるときです。自分が、「私は健康になれる」という言葉を読み上げたとたん、「そんなことは信じられない。まやかしだ！」という反応が自分の中に出てくるような場合です。

これは、誰もが体験することであり、自分の認知と感情との間に不一致が起こっていることによるものです。このような現象は、新しい考え方を自分の中に導入するとき、誰にでも起きるということを理解しておいてください。自分が信じられないことを訓練して、それを獲得していくということはとても大変な作業です。左側の不健全思考である「健康になれない」ということをずっと信じてきたのですから、「健康になれる」なんて、すぐさま信じられるはずがありません。今、それを習得する過程にいるわけですから。

私たちには、『『健康になれる』という思考を選択する権利」があります。「自分はそれを繰り返し練習することによって、健全な思考を獲得することができるようになる。今はその過程にいる」と考えてみましょう。

また、より効果を上げるために、練習するときはただ漠然と唱えるのではなく、きちんと取り組みに意味を与えて、それをしっかり定着させることを意識してください。

この作業はエネルギーが必要ですから、どうかまず、私たちに喜びを与える作業や意味のある作業、エネルギーの高まる作業を行なってから取り組むようにしてください。個人差はありますが、だいたい3～6週間この作業を続けると、新しい健全思考が自分のものとして定着するようになり、ビリーフワークの紙を取り出さなくてもよくなるはずです。

この作業は、紙を取り出さなくてもよくなるまで続けます。1、2カ月たっても変化がない場合は、不健全思考が明確に書き出されていないか、健全思考が不適切であることが考えられます。そのような場合は、きちんとワークを行なえるセラピストの助けを求めたほうがよいでしょう。

新たな考え方を定着させる際に大切な姿勢は、自分自身に寛容になることです。焦らず、じっくり取り組みます。楽譜を買ってきて内容が読めたからといって、楽器がすぐに演奏できるというわけではありません。また、筋力トレーニングマシンの使い方をひととおりマスターしたからといって、明日から筋肉モリモリにはならないように、考え方も新しいものを自分のものとするには、時間と訓練が必要です。くれぐれも、一足跳びをしようとせず、着実に半歩ずつ、気長に取り組みましょう。

このように、今まで信じていないことを信じるという作業はとてもエネルギーを要するプロセスですが、非常に効果の高いワークです。

感情的、肉体的痛みが表われたときには、このガイドにしたがって作業を行なってください。

[ビリーフワーク] 主治医に余命2年と宣告された患者の例

不安

不健全な思考	健全な思考
どんなに手を尽くしても、私は2年以内にひとり娘を残して死ぬに違いない	2年間以内に死ぬとは限らない。自分の力で大きな変化を生み出し、健康を取り戻すことは可能である
病気が重くなり、自分の身の回りのこともできなくなって、自分自身もつらくなり、周囲の人々にも迷惑をかけることになるだろう	病気が重くなるとは限らない。軽くなり、健康になる可能性もある。また、周囲に迷惑をかけているとは限らない。周囲の人に「人を助ける機会」を与えている
不健全な思考や感情が病状を悪化させているが、私にはその考えを変える力はない	不健全な考え方を変えることはむずかしいかもしれないが、私にも変える力はある。考え方は変えられる
いったんは元気になるかもしれないが、がんを完全に追い払い、健康でい続けることはできない	がんを追い払って元気になり、ずっと健康でいることは可能である
これらの変化は急いで起こす必要があるが、その方法がわからず、残り時間が足りなくなる	変化するために必要な時間は十分にある。今は、何をすればよいかもよくわかっている
変化を起こすことは不可能ではないが、私には無理だ	変化を起こすことは可能で、私にもできる

[ビリーフワーク] 乳がん患者の例

恐怖

不健全な思考	健全な思考
手術をしなければ生きていけないが、手術で乳房を摘出してしまったら、私は女性としての価値を失ってしまう	必ずしも手術を受けなければいけないとは限らない。自分自身も変化を起こし、治療も活用して乳房を温存することは可能だ。また、たとえ手術をしたとしても、女性としての価値は乳房の有無で決まるのではなく、私は女性として、また人間として価値ある存在である
女性として価値のない妻を持つ夫はみじめだ。迷惑をかけて申し訳ない	夫は、私の身体の一部ではなく、私の存在そのものを愛しているのであって、乳房の有無は問題ではない。また、病気で迷惑をかけているとは限らず、必要なときに夫婦として、助けたり助けられたりしてよい。夫もまた、私の病気を通して大切なことを学び、人生を切り開く機会が与えられており、この状況を乗り越える力をきちんと備えている
私はがんで死に、残された子どもは母親なしで、みじめな人生を送るに違いない	がんで死ぬとは限らない。健康を手に入れることは可能である。たとえ死を迎えたとしても、子どもはその状況を乗り越え、また必要なときは助けを求め、人生を切り開いていく力をきちんと備えている
死んでしまい、子どもの成長を見届けられない私は不幸だ	健康になり、子どもの成長を見届けることは可能である。たとえ死を迎えたとしても、私の魂は永遠で、常に子どもとともにいて、成長を見守ることができる

[ビリーフワーク] 患者の多くが日常生活で抱く一般的な感情の例(1)

不信感

不健全な思考	健全な思考
彼(彼女)は、あのような行動を取るべきではない。彼(彼女)は私を裏切った。私は所詮、裏切られる人間だ	彼(彼女)は、私の好みの行動ではなかったにしろ、その時点で彼(彼女)にできる最善を尽くしたのであって、私を裏切ったとは限らない。私は裏切りに値しない
人は信頼できない	人が、私の思いどおりに生きる(行動する)ことは信頼できないけれど、それでもその人がその人なりに生きる(行動する)ということを信頼できる
誰も私を信用してくれない。私は信用に値しない	相手は、私が信用してほしいかたちで私を信用していないかもしれないが、相手なりに(相手の人生に必要なだけ)私を信用している。大切なことは、相手がどうであれ、私自身が自分を信用することだ。私は信用に値する
誰も私を理解してくれない(認めてくれない)	相手は、私が理解して(認めて)ほしいかたちで私を理解しない(認めない)かもしれないが、相手なりに私を理解して(認めて)いる。大切なことは、相手がどうであれ、世の中で私をもっともよく知っている私自身が、私を理解していることである
私はいつも失敗やミスばかりする。私は人生の敗北者だ	私はいつも失敗ばかりするわけではなく、成功することもある。ときには失敗やミスを犯すかもしれないが、それは人間として自然なことであり、常にそこから、必要なものを学ぶことができる。私は敗北者ではない

[ビリーフワーク] 患者の多くが日常生活で抱く一般的な感情の例(2)

絶望感

不健全な思考	健全な思考
私はダメな人間だ(価値のない人間だ)	世の中に価値のないものは存在しない。何を成し遂げようが成し遂げまいが、また周囲がどう言おうが、私は私として価値ある存在だ
人生は不公平だ	形態は異なっても、私たち一人ひとりに、(病気を含む)さまざまな出来事を通して、「自分自身の本性に還る(幸せになる、健康になる)」機会が公平に与えられている
私は二度と幸せになれない	困難を乗り越え、私は幸せになれる
誰も私を愛さない。私は愛されるに値しない人間だ	私の望むかたちで愛さないが、相手なりに私を愛している(場合によっては、私の嫌いなかたちで愛している)。大切なことは、周りがどうであれ、私をもっともよく知っている私自身が私を愛することである。また、この世に私を送り出したものは、私がこの世の何をも愛する以上に私を愛している。私は愛されるに値する人間だ
死はすべての終わりであり、敗北である	死はすべての終わりや敗北ではなく、自然のプロセスの一部であり、変化の過程である
神は私を見捨てた	神は私にチャンス(よりよい変化や成長の機会)を与えた

3章

病気になることの意味

Image control method for cancer care

がんとストレスの相関関係

がんという病気が、ストレスとの関わりが非常に深い病気だということは、さまざまな科学的研究で明らかにされています。

１９７４年から１９７８年の４年間、サイモントンがんセンターでは、サイモントン博士らによるカウンセリングを受けた患者の病気の進行と治癒の過程を調べる研究を行ない、後に医学誌〝The Medical Journal of Australia〟（１９８１年）に、その研究成果が掲載されました。

この研究では、合計１９３名の進行がんの患者が、通常の医学的な治療に加えてカウンセリングを受けました。この中でも多かったのは、乳がん（71人）、大腸がん（28人）、肺がん（24人）でした。以上は米国で頻度の高いがんでもあります。

この研究での生存期間の中央値は、左記のとおりです。

疾患	サイモントン療法	当時の医学文献の中央値
乳がん	38・5カ月	18カ月

大腸がん	22・５カ月	９カ月
肺がん	14・５カ月	６カ月

この生存期間は、文献的に報告されている生存期間の数字から予測される値よりかなり長いものです。これらの患者はいずれも末期患者（医学的に不治と考えられていた者）であったことを考えると、このデータは驚異的と言えるでしょう。

このように、カウンセリングが個々人のＱＯＬ（人生や生活の質）の向上に役立ちこそすれ、足を引っ張るものではないということがわかります。

サイモントン博士以外の研究で近年の大規模なものとしては、ドイツ政府の予算で実施され、２００７年に医学誌〝Journal Of Clinical Oncology〟に論文が発表されたＤｒ．キュークラーらによる無作為比較試験（もっとも信憑性の高いとされる試験形態）があります。この研究は１９９１年から１９９３年の2年間に実施されました。その後２００３年に追跡調査が行なわれ、トータルで10年間にわたって行なわれました。

結果として、カウンセリングにより心理的サポートを用いてストレスに効果的に対処できた治療群は、対象群（通常治療のみでカウンセリングを受けなかった群）に比べて生存率が高まるという結果を出し、ストレスの対処とがんの治癒の因果関係を明らかにしました。キュークラー博士の研究でも、生存期間が約2倍、長期生存率が約4倍、そしてQOL（人生や生活の質）が高まるという結果が出たのです。

もし、これらの数字が抗がん剤に適用され、しかも副作用のない新薬として発表されたのであれば、恐らく世界中でトップニュースとして流され、各国のがんセンターで処方されるようになるでしょう。

患者のQOLを高める心理治療

生存期間が長くなるのは喜ばしいことですが、それと同じくらい、またはそれ以上に大切なこととして、患者のQOLを保つ、または高めるということがあります。心理的サポート、または治療を行なった患者は、そうでない患者に比べてQOLが高くなっていることがわかっています。

サイモントンがんセンターでは、心理的治療を行なった患者の51％は、がんの診断前と同じレベルの生活行動をし、78％は発病前の7、8割の生活行動レベルを維持しているということがわかりました。

このように、患者自身が治療や人生を前向きに生きはじめたとき、自分自身の命に影響を与えることになるのです。癒しの質は、その人の生きる姿勢で変わると言えるでしょう。

自分自身のストレスのパターンを知る

がんは、ストレスの影響を受けやすいことから言っても、多くのがん患者はストレスを溜め込みやすい性質を持っていると言えるでしょう。そこで、まず自分がどのようなパターンでストレスに陥っていくかを観察することはたいへん効果的です。

多くの患者は、がんの罹患に先立って、さまざまなストレスを抱え込んでいます。そのストレスパターンを見つけ出すために、罹患に先立つ1、2年間を遡り、自分自身の生活の中に、何か主だった変化や出来事がなかったかどうか振り返ってみてください。それらの出来事が、ストレッサー（ストレスをつくり出すもの）となっている可能性がありま す。

仕事が劇的に忙しくなった、あるいは仕事が変わった、人間関係でのもつれがあった、引越しをした、経済的に困難な状況になった等々です。

次ページの表は、ホームズとラエという米国の社会学者が行なった研究結果で、日常生活のストレスを数値化したものです。日常生活のさまざまな出来事によって、人間がどれく

ホームズ・ラエのストレス表

	出来事	点数		出来事	点数
1	配偶者の死	100	23	息子や嫁が家を出る	29
2	離婚	73	24	親戚とのもめごと	29
3	夫婦の別居	65	25	すぐれた個人的業績	28
4	服役	63	26	配偶者が仕事に就く(仕事を辞める)	26
5	近親者の死、大けが	63	27	入学または卒業	26
6	本人のけが、病気	53	28	生活環境の変化	25
7	結婚	50	29	個人的習慣を変える	24
8	仕事をクビになる	47	30	上役とのもめごと	23
9	夫婦の和解	45	31	労働時間・条件の変化	20
10	退職	45	32	転居	20
11	家族の健康状態の変化	44	33	転校	20
12	妊娠	40	34	余暇の過ごし方の変化	19
13	セックスの困難	39	35	宗教活動の変化	19
14	家族数の増加	39	36	社会的活動の変化	18
15	転職や再就職	39	37	100万円以下の借金※	18
16	経済状態の変化	38	38	睡眠の習慣の変化	16
17	親しい友人の死	37	39	親類の集まりの回数の変化	15
18	違う方面の仕事に変わる	36	40	食生活の変化	15
19	夫婦げんかの数の変化	35	41	休暇	13
20	100万円以上の借金※	31	42	クリスマス	12
21	抵当(ローン)が流れる	30	43	軽微な法律違反	11
22	仕事上の責任の変化	29			

※1ドル100円で1万ドルを換算

らいのストレスを受けるかを、もっとも大きなストレスとされる「配偶者との死別」を100とした場合、それぞれの出来事に対するストレスを表わしたものです。ホームズらは、1年以内にこのストレスの合計点数が300点を超えた場合、何らかの病気にかかる確率が約80%となると定義しています。

また300点を超えると、がんにかかる確率が高くなると言います。ただし、点数が高い人が必ずしも病気になるとは限らず、ストレスの対処法をきちんと習得して実行している人は、健康を保つことができます。

なお、この研究はアメリカ文化圏を対象としているため、日本人にはしっくりこない項目もあります。たとえばクリスマスは、アメリカでは年間行事の中でももっとも盛大なものですが、日本ではクリスマスを大々的に祝う慣習はなく、代わりに正月がそれに相当すると言えるでしょう。

みなさんにも該当するものはないでしょうか？　この表を参考にしながら、また表の内容だけにとらわれることなく、自分自身の日常生活の中で起きた変化や出来事を書き出してみてください。そして、それぞれの出来事に対して、自分自身がどのような反応をしたかを書き出してみてください。

病気によって得られるもの

さて、ストレスを溜め込んだ結果、病気が訪れたわけですが、病気になったことでそのストレスが軽減あるいは解消された、ということが多々あります。あるいは、ストレスの解消以外にも、病気になる以前は得られなかったものが、病気になった結果、得られるようになった、すなわち、自分を本性に還すために大切なものがもたらされる場合がありま す。私たちは病気にかかったとき、精神的にも肉体的にもさまざまなつらい経験をしま す。とくに、がんのような病気になったときはなおさらです。

ところが、病気というのは必ずしも痛みや苦しみだけをもたらすわけではなく、実は私たちに恵みをもたらしている場合もあります。歴史の深いインドのヴェーダ医療では、**「病気は恵みである」**とはっきり定義しているほどです。

では、いったいどのような恵みがあるのでしょうか。たとえば、睡眠不足だった人が病気になることによって、睡眠や休息を十分に取れるようになったのであれば、それは病気の恩恵と言えます。いやな仕事や立場から解放されたのなら、それも恩恵です。

また、家族や友人などの愛情や思いやりに触れることができたのであれば、それも大きな恩恵です。じっくり振り返ってみると、病気になる前には、自分の生活または人生に与えられていなかったもので、病気になった結果、与えられるようになった大切なものが必ず一人ひとりの患者の中にあるはずです。

もちろん、それらは無意識的な欲求で、自分がそんなものを欲していたなんて、夢にも思わなかったかもしれません。

ところが、これらの病気の恩恵には必ず意味があります。左記は、がん患者のあげる病気の恩恵の典型的な例です。当てはまるものがあるかどうか、確認してみてください。

【病気の恩恵の例】

- 家族や友人の思いやりや愛情を感じた
- 十分に休息を取るようになった
- つらい仕事や立場から解放された
- 無理やがまんをせず、自分自身をいたわるようになった
- 趣味など、自分自身の時間が持てるようになった
- いやなことを断れるようになった
- ほしいものをほしいと言えるようになった

・必要なときに助けを求めたり、依頼ができるようになった
・真に大切なものがわかり、人生の優先順位が変わった
・大切な信念をはぐくんだり、強化したりすることができた
・健康や命の大切さやすばらしさがわかった
・自然の神秘や美しさがわかり、自然との関わりが豊かになった

病気は否定的な問題解決者

自然界や宇宙は、常にバランスを取ろうとしていると述べましたが、その自然の摂理を宿す私たちは常に、欲求を満たしてバランスを取ろうとする存在です。その欲求が肯定的に満たされなかった場合、欲求を取り下げるのではなく、同じ欲求を否定的にでも満たそうとします。

たとえば、子どもがニコニコ笑って母親の注意や愛情を得たいと思っても、母親が忙しくてそれができなかったとき、子どもはその欲求を取り下げるのではなく、泣いたり、わざとしてはいけないと言われていることをして母親の注意を引こうとします。自分の感情や欲求を抑圧して喜びを与えないでいると、その欲求がなくなるのではなく、意識的にで

あれ無意識的にであれ、否定的にでもその欲求を満たそうとします。病気は、その否定的な無意識の問題解決者と言えます。

たとえば、通常7、8時間の睡眠を取っている人が、仕事が忙しいという理由で、2、3時間の睡眠で何ヵ月も過ごしたとします。本人が肯定的に、自分から睡眠時間を取り戻さないのであれば、病気が発熱させたり、身体のあちこちに痛みを与えたりすることで、強制的に寝かしつけようとします。いやだいやだと思いながら無理に続けていた仕事で、責任が大きく、手を引くことなど絶対にできないと思っていたのに、病気になることで簡単に手を引くことができるようになるのです。肯定的に睡眠を取らなかったり、いやなものにNOと言えなかったりしたために、病気が無意識に否定的にその状況をつくってくれたということです。

たとえば、大腸がんを診断された小林勝（仮名・50代男性）さんは、病院で診断が下る前の数年を振り返ったところ、さまざまなストレスをもたらす出来事があったことを認識しました。とりわけ、娘の結婚と仕事が多忙になったことが大きなストレスをもたらしたそうです。

興味深いのは、彼の妻は娘の結婚に対して「娘がすばらしい人生の伴侶を得て幸せになる」ととらえ、喜びの出来事であったのに対して、小林さんご本人は「どこの馬の骨ともわからない奴と結婚して、娘は不幸になる」ととらえていたために、苦しみをもたらす出来事、すなわち娘の結婚はストレッサーになっていました。仕事に関しても同様で、仕事が忙しくなったとき、周囲の社員にバランスよく作業を振ればよかったところを「誰もちゃんとできないから、自分がすべてしなければならない」と、本来安定した立場の組織の長であるにもかかわらず、朝早くから出勤し、夜遅くまで仕事をしていたと言います。

そしてそんなある日、体調が悪くなり病院に行くと大腸がんが見つかり、即入院で手術となってしまいました。

このように強制的に仕事から切り離されては、朝早くから仕事に行きたくても行けないどころか、すべての仕事を他のスタッフに任せなければいけません。そして、結果的に、自分がいなくても会社は潰れずにきちんと機能する、ということを知ることができました。他の社員が率先して多くの仕事をこなしはじめたのです。これまで自分自身が、その機会を奪っていたことに気がついたそうです。社長ひとりが血を吐いて仕事をしなければ存続しない会社は脆弱で不健全です。病気によって、その社会的バランスをきちんと取り戻すことがされたのなら、これは大きな恩恵と言えるでしょう。

また、娘さんご夫婦が時折お見舞いに来てくれ、そのときのやりとりで「なかなかいい男と結婚したじゃないか」と娘の夫を健全に見直すこともできました。これも大きな恩恵です。小林さんは、それ以外にも退院してからは、時間にゆとりを持ったいわゆる重役出勤をするようになりました。そして、定時には退社するようにし、アフターファイブは自分自身の時間に使うようになりました。

それまでは仕事漬けで、仕事以外の時間も常に何が問題かだけに目を向け、何がよいかということには意識を向けていませんでした。本を読むにしても、がんを克服するための専門書ばかりを片っぱしから読破していましたが、今では好きな作家の小説を読んだり、ゴロ寝をしたり、気功を習ったりしはじめ、言うなれば、より人間らしく日々を過ごすようになりました。本人も「今まではセンサーが狂ってバランスが乱れていた」と自覚したようです。現在は症状も安定し、いきいきと楽しく生活をされています。

別の例をあげると、廣田源さん（仮名・40代男性）は、２００8年2月、上咽頭がんを診断されたときにはすでに末期で他の部位にも転移していました。放射線、抗がん剤で治療を半年行ないましたが、予後不良で副作用もひどく、もう二度と放射線や抗がん剤はしたくないと治療を断っていました。

また、治療を受けていたがんセンターでは、周囲の同病者たちからは励ましよりも不安や恐怖を募らせる会話が多く、実際、症状がよくなる人も見なかったため、早くそこを出たかったと言います。

それから、廣田さんは既存治療以外の代替療法を試みようと、私が月に一度カウンセリングに訪れる、高山のクリニックに入院されました。温かみのあるこのこじんまりしたクリニックで、彼は励まし合える和やかで前向きな友人をつくっていきます。彼はこれまで病気に関して物理的対処はしてきても、自分の過去を振り返り、内面的な因果関係を探求するなどということはありませんでした。さまざまな包括的アプローチを試みるクリニックとはいえ、最初は心理カウンセリングと言われても、ピンとこなかったそうです。

ところが、冷静に考えてみると、病気になる前は大きなストレスが多くあり、そのような精神状態から、食事や睡眠も含め、生活のさまざまな面でバランスを崩していることに気がつきました。彼はお寺の住職でしたが、経営がたいへんでいつも頭を抱え、イライラしていたと言います。本来、心でいただくはずのお布施も、経営指標的な数字となり、この人はいくら、この人はいくらと計算をしてしまう。そんな自分にもほとほといや気がさしていたそうです。

また、多忙のため、家庭も蔑ろにしており、夫婦関係も破綻して離婚に至ったと言います。このような経験から、「自分は夫として失格だ」、「父親失格だ」、「僧侶失格だ」、「価値のない存在だ」といった思いを抱えはじめ、精神的ストレスを募らせていたことに気づきました。

そして、生命を脅かすと言われる病気になることで、生活が一転し、さまざまな気づきと変化の機会が訪れたのです。まず、これまで自分がいかに多くの場面で「何がなんでも、こうあらねば、こうするべき」と、自分や周囲をがんじがらめに締めつけていたかということにも気づきました。自分に厳しく、人にも厳しい。これは、子どもの頃から寺の住職の息子、将来は住職というアイデンティティーに縛りつけられ、「立派であらねばいけない」、「人々の期待に応えねばいけない」、「そうでなければ価値がない」と常に本来の自分を抑えつけて、優等生を演じてきたそうです。

カウンセリングを通し、「たとえ優等生でなくてもよい」、「自分の思ったとおりにすべてを成し遂げなくとも、自分には存在価値がある」、「私は子どもの思いどおりではないかもしれないけれど、誰よりもわが子を愛するよい父だ」、「常にその時点での最善を尽くしてきた」と考え方をどんどんあらためていきました。

結果、いやで仕方のなかった寺の経営から離れる決断をし、実際に行動に移しました。また、「これは天が与えてくれた、人生の休憩時間なのだ」と考え、それからはがんを口実に、いやなことややりたくないことは断り、残りの人生を自分のために楽しもうと考えました。

とは言っても、贅沢三昧をするということではなく、精神的な豊かさを充足させようと、たくさんの本や映画を観て、芸術を嗜み、早寝早起きをし、大自然の中で散歩をし、玄米食と野菜中心の食事にし、お洒落を楽しみ、ストレスを溜めないシンプルな生活を心がけました。「ねば・べき」からではなく、「したい・しよう」という動機によって日常を送るようになったのです。

この頃から、自分にも他人にも優しくなれるようになりました。家族とのコミュニケーションは改善され、結婚していたときよりも元妻や子どもたちと良好な関係を構築しはじめました。また、住職の立場からは離れたものの、人の魂を救いたい、弔うことで役に立ちたいという僧侶としての本質的な姿勢は変わらず、無縁仏や生活保護者の葬儀などで、ボランティアで経をあげるようになりました。経営の計算などは一切しなくていいので、心から故人を弔うことができるようになり、故人の親族とも和やかに質の伴った会話が持てるようになったと言います。残された人々や逝った者の心や魂の声を聴き、つながりが深まり、どうやら、肩書きとしてではなく、本当の意味でのスピリチュアリストになったようです。

このように、廣田さんの病気自体に目を向ければ、それは好ましくないものですが、病気によってもたらされた廣田さんの変化は、彼自身の存在にとっても、周囲や全体性にとってもよい変化をもたらしているのです。廣田さんの人生の質はこれまでになく高まり、とても豊かになっています。そして２００８年11月、廣田さんががんのことなどすっかり忘れて日々を送っているある日、ＰＥＴ検査で彼のがんが消失していることがわかりました。廣田さんは今、高山のクリニックの患者会で心の語り部となっています。廣田さんいわく、この経験が、誰にでも当てはまるとは思いませんが、「思いが現実を創る（仏陀）」という言葉を考えれば、「がんを忘れる」ということは、がん患者にとっておおいに意味があることだと思うとのことです。

このように、病気になって得られたもの、すなわち無意識のうちに、病気になってまで自分が得ようとしたものはいったい何だったのかを探求することは、病気の意味を知ることに繋がり、**あなたを本性に引き戻すよいガイドとなるでしょう。**

私が日々患者にお伝えしているのは、がんは「水戸黄門の印籠」のようなものということです。いったんこのがんという印籠を出すと、「控えおろう」と言わんがごとく、周囲が「ははぁ、仰せのとおりに」とひれ伏してくれるのです。この印籠とも免罪符とも言えるがんは、自分を本来の姿に引き戻しやすくする機会を提供しています。その機会を十全に活用して、がんが消えてからも、きちんとそれらの欲求を否定的にではなく、肯定的に満たす習慣を身につけることが大切です。そのように自分が肯定的に欲求を満たせるようになるまで、がんは粘り強く見張ってくれます。

なお、ストレスが病気の恩恵によっても解消されないとき（たとえば、つらい仕事で本当は辞めたいのに辞められない、病気になってもあいかわらず平気なふりをして人の要求に何でも応えてしまうなど）は、罪悪感、自責の念、不安や恐怖などの否定的な感情が邪魔をしているときです。そのような場合は、2章でお伝えした考え方を変える作業「ビリーフワーク」に取り組んでみてください。

1章のエクササイズの「喜びのリスト」と同じくらい、この病気の恩恵リストは大切なものとなります。自分自身の人生に、喜びや深い充足感をもたらすものを見つけ出せた人はそれにプラスして、見つけ出せなかった人は、この病気の恩恵が何であるかを注意深く探ってみることが効果的です。

また、ストレスがあるときは、その逆の「リラックス」をすることによって、バランスを取り戻す必要があります。自分に喜びをもたらすことが、リラックス法のひとつにもなり得ますが、ここでエクササイズとともに、基本的なリラクセーションのメディテーションを紹介します。

エクササイズ②

ストレスパターンと病気の恩恵

〈患者用〉

①がんの診断に先立つ12～18カ月（再発の場合は6～8カ月）を目安に振り返り、日常生活の中で起きた変化や出来事を5つを目安に書き出してみてください。

②それぞれの変化や出来事に、どのような感情を持ったかを書き出してください。

③病気になった結果、得られた恩恵を最低5つ書き出してください。それらを意識的に日常生活に取り入れるようにしてください。

それらは、あなたが元気になってからも、きちんと日々の生活に取り入れられている必要があります。

〈サポーター用〉

①あなたから見て、患者ががんの診断に先立つ12～18カ月（再発の場合は6～8カ月）を振り返り、日常生活の中で起きた変化や出来事を5つ書き出してみてください。

②それぞれの変化や出来事に、患者がどのような感情を持ったかを書き出してください。

③患者が病気になった結果、得られたと思う恩恵を最低5つ書き出してください。

それらの観察を患者と話し合ってみて、どのような変化が好ましいか探究しましょう。

安らぎのメディテーション

このメディテーションは、初めて瞑想をされる方や、リラックスしたい方々のためのものです。身体の緊張した部分や凝った部分が徐々に緩んでいくのをイメージすることで、心と身体もゆったりとしたリラックス状態に導いてくれます。

楽に呼吸をしながら、呼吸に丁寧に注意を向けていきます。
息を吸いながら、入ってくる息を丁寧にたどります。
息を吐きながら、出ていく息を丁寧にたどります。
吸いながら、頭の中で「吸っている」と唱えてみます。
吐きながら、頭の中で「吐いている」と唱えてみます。
そして、自分自身に優しく微笑みかけます。
吸いながら、風が鼻を通り、胸やお腹が膨らむのに気づきます。
吐きながら、胸やお腹がへこみ、風が鼻から抜けて外へ出ていくことに気づきます。
呼吸に丁寧に注意を向けていくことで、身体も心も徐々にリラックスしていきます。
息を吸いながら、呼吸がゆっくりなのに気づきます。

息を吐きながら、呼吸が深いのに気づきます。
吸う息とともに、宇宙から新鮮な良いエネルギーを吸い込みます。
吐く息とともに、あなたの中の古く不要になったものすべてを吐き出します。
今、この瞬間、あなたは宇宙とともに呼吸をしています。
今、この瞬間、あなたは新しいあなたに生まれ変わっていきます。
楽に呼吸をしながら、リラックスした状態で、
今、あなたが安全で守られていて心地よい場所にいることを想像します。
そこは実在する場所かもしれませんし、想像の中だけの場所かもしれません。
どちらでも、そこが安全で守られていて心地よい場所です。
優しく、温かく守られる場所です。
しばらく、その場所に身を置きます。
聞こえるもの、想像するもの、すべてがあなたをリラックスに導きます。

（1、2分間置く）

ゆっくり、長く深呼吸をしながら、リラックスした状態で、
呼吸をするたびに、身体の硬くなっている部分が徐々に緩んでいくイメージをします。
まず、あなたの頭を意識してください。
いつも、たくさんの考えごとをして一生懸命働いている頭です。
その頭を意識して、頭の張りを感じてください。
ちょうど、ゴムがピーンと張りつめたような状態です。
その張りが吐く息とともに、ジワーッと緩んでリラックスします。
次に、顔の緊張感を意識してください。
とくに頬や顎の緊張感を意識してください。
それらの緊張感が、吐く息とともにジワーッと緩んでリラックスします。
次に、首と肩の緊張感を意識してください。
それらの緊張感が、吐く息とともにジワーッと緩んでリラックスします。
そのリラックスが、腕、肘、手首、手のひら、そして指先にまで広がっていきます。
次に、胸と背中の緊張感を意識してください。
その中の肺や心臓などの内臓も意識してください。

それらの緊張感が、吐く息とともにジワーッと緩んでリラックスします。

次に、お腹と腰の緊張感を意識してください。

その中の胃や腸などの内臓も意識してください。

それらの緊張感が、吐く息とともにジワーッと緩んでリラックスします。

次に、お尻の緊張感を意識してください。

そして、お尻の緊張感が、吐く息とともに、ジワーッと緩んでリラックスします。

リラックスが、腿、ひざ、ふくらはぎ、足首、かかと、つま先にまで広がっていきます。

今、全身がリラックスしています。

そのリラックスの感覚を十分に堪能してください。

全身がボワーッと温かく、ジリジリとした感覚があるかもしれません。

このリラックスが、あなたにとってとてもよいのだということを知ってください。

今、全身が完全にリラックスしています。


（1、2分間置く）

それでは今、あなたが何か健康的な活動に取り組んでいることを想像してください。
いきいきと、伸び伸びと、リラックスして
日々の生活に取り組んでいることを想像してください。
それでは、徐々に通常の意識に戻してください。
音を意識してください。
光を意識してください。
呼吸を意識してください。
準備ができたら、ゆっくり目を開けてください。

料金受取人払郵便

神田局
承認

7635

差出有効期間
2024年４月30
日まで

郵便はがき

１０１-８７９６

５１１

(受取人)
東京都千代田区
神田神保町１－41

同文舘出版株式会社
愛読者係行

毎度ご愛読をいただき厚く御礼申し上げます。お客様より収集させていただいた個人情報は、出版企画の参考にさせていただきます。厳重に管理し、お客様の承諾を得た範囲を超えて使用いたしません。メールにて新刊案内ご希望の方は、Ｅメールをご記入のうえ、「メール配信希望」の「有」に○印を付けて下さい。

図書目録希望	有	無	メール配信希望	有	無

フリガナ お名前		性　別 男・女	年　齢 才
ご住所	〒 TEL　（　　）　Ｅメール		
ご職業	1.会社員　2.団体職員　3.公務員　4.自営　5.自由業　6.教師　7.学生　8.主婦　9.その他（　　）		
勤務先分類	1.建設　2.製造　3.小売　4.銀行・各種金融　5.証券　6.保険　7.不動産　8.運輸・倉庫　9.情報・通信　10.サービス　11.官公庁　12.農林水産　13.その他（　　）		
職　種	1.労務　2.人事　3.庶務　4.秘書　5.経理　6.調査　7.企画　8.技術　9.生産管理　10.製造　11.宣伝　12.営業販売　13.その他（　　）		

愛読者カード

書名

◆ お買上げいただいた日　　　年　　月　　日頃

◆ お買上げいただいた書店名　（　　　　　　　　　　　）

◆ よく読まれる新聞・雑誌　（　　　　　　　　　　　）

◆ 本書をなにでお知りになりましたか。

1．新聞・雑誌の広告・書評で　（紙・誌名　　　　　　　）

2．書店で見て　3．会社・学校のテキスト　4．人のすすめで

5．図書目録を見て　6．その他（　　　　　　　　　　　）

◆ 本書に対するご意見

◆ ご感想

●内容	良い	普通	不満	その他（　　　　）
●価格	安い	普通	高い	その他（　　　　）
●装丁	良い	普通	悪い	その他（　　　　）

◆ どんなテーマの出版をご希望ですか

＜書籍のご注文について＞

直接小社にご注文の方はお電話にてお申し込みください。宅急便の代金着払いにて発送いたします。1回のお買い上げ金額が税込2,500円未満の場合は送料は税込500円、税込2,500円以上の場合は送料無料。送料のほかに1回のご注文につき300円の代引手数料がかかります。商品到着時に宅配業者へお支払いください。

同文舘出版　営業部　TEL：03－3294－1801

4章

がん・自己治癒力・治療のイメージ

Image control method for cancer care

がん細胞は攻撃的な細胞か？

われわれの多くががんに脅かされるのは、がんが不治の病で、痛みや苦しみを与える攻撃者だという社会通念があるからだということは前述しました。では、ここでもう一度、がんのイメージと、がんとの健全な関わり方について考えていくことにしましょう。

がんは強くて攻撃的な細胞というイメージが一般的ですが、がん細胞は、正常細胞を攻撃することはありません。**がんは、本質的に弱くて不安定な細胞なのです。**がんは混乱して、誤った情報を得たために、本来死ぬべきタイミングで死ぬことができずに増え続ける細胞なのです。

その結果、他の臓器を圧迫したり邪魔をして、機能させなくするわけです。サイモントン博士いわく、細胞のメカニズムとしてもっとも似ているものは脂肪細胞だということです。しかし人は、脂肪細胞を攻撃的で怖いと思うことはありません。

人間は、脂肪が増えすぎて肥満になることで、体調不良をきたして死に至るケースはありますが、脂肪が増えることに、それほど恐怖心を抱かないものです。アメリカでの死因の第1位はがんではなく、肥満にも関連した循環器系の障害であるにもかかわらず、このことは蔑ろにされているのです。体脂肪率が上がってもさほど危機感を抱かない人でも、腫瘍マーカーが上がったとなれば大騒ぎではないでしょうか。

また、がんのイメージを絵に描いてもらっても、がん細胞はしばしば真っ黒でトゲトゲを持った細胞として描かれます。私は以前、家族の手術後にがん細胞を見たことがありますが、実際のがん細胞は白くてグシャッと潰れたようなものでした。逆に脂肪細胞を描くとなれば、みなさんは白や淡い色で丸みをおびたものをイメージすることが多いのではないでしょうか。

驚くべきことに、医業を職業とする患者に対してがんのイメージをたずねてみても、同様に、「攻撃的で、強くて恐ろしい細胞」と答えるということです。そして、細胞学的見地からはそうではないのではないか、と再度たずねてみると、「そう言われてみれば、たしかにそうだ。がんは決して攻撃的ではないし、不安定な細胞だ」と答えるのです。結果的に「周りがそう言うし、患者を見ていても治りにくいので、すっかり強くて攻撃的だと思い込んでいた」と言うのです。このようながんに対するイメージは、事実とはかなりかけ離れたものです。こういった意味で、がん細胞は非常に差別された、気の毒な細胞とも言えるでしょう。

そしてこれは、逆に改善の余地があるということなので、よいサインとも言えます。前章でも述べましたが、私たちの思考は身体と密接に結びついています。「がんは、強くて攻撃的で不治の病だ」というイメージが、われわれを知らず知らずのうちに、そのイメージどおりの結果へと導く要因にもなるのです。

私たちはもう一度、このがんに対するイメージをきちんと正す必要があります。がんは、弱くて混乱した不安定な細胞です。

がんのイメージが不健全であるのと同時に、多くの患者は、「自分には、がんを癒す力などない」という、自己治癒力に対するネガティブなイメージを持っています。あるいは、自己治癒力があるということすら認識していない人もいます。

誰にでも、がんを癒す力は備わっている

人間には生まれながらにして、自分自身を健康に保つ力が備わっています。実際に、私たちはこれまで、「生きよう、生きよう」と意識しなくても、勝手に私たちの中のさまざまなメカニズムがきちんと機能して、私たちを生かしています。

そして本来、放っておいても簡単にがん細胞を見つけて、排除する機能が備わっています。この力は、科学が発展するにつれて、どんどん忘れ去られるようになり、あたかも病

気を治すには、薬や外科的処置などの外的な治療だけが有効で、自分自身は治癒にはまったく関係がないかのごとく生きるようになってしまいました。

何千年もの歴史のある中国やインドの医療では、本来人間が持ち備えている治癒力を最大限にサポートし、増強することが主な取り組みとなっています。

ところがこのことは、科学の進歩とともに忘れ去られてしまいました。人間は、目に見えるもので合理的に処理できるものだけに頼るようになりました。私たちの生命エネルギー（気）は目に見えず、それゆえに取り扱いにくいものです。

そして、この気に影響を与えることで、治癒力が高まるということを先人は教えてくれています。私たちの姿勢、イメージ、物事のとらえ方で、この気に影響を与えることができます。このことを認識したうえで自分が本性に還ることによって、生命エネルギーのバランスを取り戻し、身体が正常に機能しはじめ、治癒力を発揮してがんを排除していくイメージをはぐくんでいきましょう。

もしあなたが現在、何らかの治療に取り組んでいるなら、その治療に対して、どのようなイメージを持っているかを振り返ってみてください。自分の自己治癒力の協力者として活躍してくれているイメージでしょうか？　それとも、自分の身体をどんどん蝕むネガティブなイメージでしょうか？

もし、ネガティブなイメージを持っているなら、そのイメージを正すか、行動（治療法等）を選択し直すチャンスです。治療に対するイメージが、病気の進行や治癒の過程、治癒の効果、副作用の軽減、気分に影響を与えるということは、医療現場の研究でも明らかになってきています。有名なところでは、クロッファー博士のプラセボ効果の研究発表があります。

プラセボ効果とは

クロッファー博士が、クレビオゼンという新薬を、その薬に大きな期待を寄せて自ら投薬をリクエストした末期がん患者に投与したところ、医学的には治癒不可能のはずの患者がみるみる回復してがんが消えてしまいました。ところが結果的に、彼以外の患者にはほとんど効果はなく、この薬の有効性が公式に否定されると、彼のがんは再発し、みるみる病状が悪化したのです。

この状況に興味を持った博士ら医療チームは、「前回投与した薬には問題があったが、その問題は解決され、今度は効果が2倍のものをあなたに投与する」と伝えました。実際にはそれは薬ではなく、ただの滅菌水だったのですが、投与された患者は前回の2倍の速度でがんの消失が認められたのです。

これは、治療に対して患者が抱く信念が、いかに身体レベルで影響を与えるかを見事に表わした例と言えます。このように、薬そのものの物理作用よりも、その薬（物質）を信じる力によって症状の緩和や治癒がもたらされることをプラセボ効果と言い、医学や薬学では一般的に使われている言葉です。

「これが身体に悪い」とか、「ぜんぜん効果がないに違いない」などの思いを抱きながら治療に取り組むのは効果的ではありません。「**治療が、自己治癒力の強力なサポーターとなって効果的にがんに働きかけ、がんを消していく**」というイメージをはぐくみましょう。

正しいイメージが治療効果を上げる

あなたが「治療の副作用が自分をボロボロにしていく」というイメージを持っているのであれば、「**治療ががんだけにきちんと作用し、正常細胞は傷つけない**」というイメージを描いてみましょう。化学療法に取り組む患者の何人もが、このイメージ法を取り入れることによって、副作用をコントロールできるようになったと報告しています。なかには、治療が自己治癒力と協力してがんに働きかけていることをイメージしているとき、がん細胞が「クシャ」とつぶれた音を聞き、その後、がんが消えたという患者もいます。

私たちは人生を歩むにあたり、それを意識しようがしまいが、常に頭の中に何かをイメージしながら生きています。よりよいイメージは気分を高揚させるだけでなく（もちろん、それだけでも日々の質を上げるメリットはありますが）、身体レベルで私たちに好ましい状態をつくり出します。イメージするときに大切なことは、いきいきと健康的な活動を行なっていることに意識を持っていくことですが、多くの場合、その状態に欠けている体力や自分に備わっていない環境などに焦点を当ててしまうのです。これでは、気分をよくするために行なったイメージが、逆に気分を悪くさせてしまい、好ましくない状態を得ることになりかねません。

イメージ法を行なう際には、次の３つの大切な姿勢があります。

①望む結果をイメージする
②自分のやり方でイメージする
③取り組みに意味や価値を与えて行なう

まず、「①望む結果をイメージする」とは、たとえば、がんが大きくなることが気になっているのであれば、望む結果は「がんがどんどん退縮する」または「がんが消失する」というものかもしれません。治療の副作用が自分をボロボロにしていくことが気になるのなら、望む結果は「治療ががんだけにきちんと作用し、正常細胞は傷つけない」ということかもしれませんので、それらのイメージを思い描くことが効果的です。実際に化学療法に取り組む患者の何人もが、このイメージ法を取り入れることによって、副作用をコントロールできるようになったと報告しています。

次に、「②自分のやり方でイメージする」というのは、まず、私たちはみんなイメージの達人だということを知り、それぞれのイメージの仕方や個性を尊重して行なうということです。

たとえば、前回の朝食は何だったかイメージしてみてください。ある人は映像で何を食べたかを思い描くかもしれませんし、ある人は文字や言葉でイメージをするかもしれません。ある人は香りや味で、ある人は食感で思い出すかもしれません。また、それらを複合的に思い出す人もいるでしょう。このように、イメージの仕方は人それぞれです。何が正しいかではなく、自分にとってもっともしっくりくるものは何かということを取り入れましょう。

最後に、「③取り組みに意味や価値を与えて行なう」ということに関しては、ただそう言われたから漫然と行なうのではなく、「今、自分がとても大切なことに取り組んでいるのだ」ということを意識し、その作業に価値を与えて行なうということです。

意識的な呼吸法を取り入れる

イメージ法に取り組むにはそれなりのエネルギーを必要とします。簡単に行なえる日もあれば、むずかしい日もあるでしょう。行なおうとしたけれども、雑念が出てきたり、エネルギーが低下していてなかなか取り組めないときには、いったんそこでイメージするのを止め、呼吸に意識を向けてみましょう。

気分が落ち込んでいる状態から気分を安定させるには、意識的な呼吸法が有効です。意識的呼吸を行なうことで、今、この瞬間に意識を向けることが可能になります。息を吸うときに頭の中で「吸ってー」と唱え、吐くときに「吐いてー」と唱えることで、より集中できるでしょう。

また、意識的なイメージはエネルギーを必要とするのに対して意識的な呼吸はエネルギーを与えてくれます。意識的に呼吸をしながら、今度は今、自分の身の回りですでに起こっていることで、あなたが感謝できることや好ましいことに意識を向けてみます。たとえば、今、自分が座っている椅子や、あるいは横たわっている布団やベッドの心地よさ、部屋やいる場所の温度の心地よさ、私たちを取り囲む自然の美しさ等を意識しながら、ゆったり呼吸をしてみましょう。

そして、エネルギーが高まり、気分が安定してきたら、もう一度、自分が望む結果をイメージしてみましょう。何度も否定的な方向にイメージが傾いてしまう場合は、その否定的な考え方（たとえば、「私の病気は、悪化の一途をたどっているので、何をしてもむだだ」等）が妨げているのかもしれません。そのような場合は、その不健全思考を健全思考に変える作業に取り組むことが有効でしょう。そのエネルギーがない場合はイメージすることをやめ、気分がよいときに行ないましょう。

絵を描くことで自分自身のイメージを確認する

これから行なってもらうエクササイズは、絵を描くことによって、自分自身が病気、自己治癒力、治療、そして病気（がん）に対してどのようなイメージを持っているかを確認するのに有効です。それぞれに抱いているイメージがネガティブなものであれば、それを健全なものに変更するために、また、自分が強化したいものがあれば、それは何で、どのように強化したいか、具体的にイメージを抱くのに役立つはずです。

古代から、人間は癒しの過程に想像力を使ってきました。洞窟時代の壁画は、人間が健康的に生活を送り、狩猟や採集がうまくいき、子孫が繁栄するよう願いを込めて描かれています。

古代ギリシャの医師ガレノスは、がんの治療にイメージ法が有効であると記しています。そしてイメージする際、次の3点が大切だと述べています。

①病気を治癒し得るものとイメージする

②自己治癒力がきちんと備わっていて働いていることをイメージする

③治療が効果的に働きかけていることをイメージする

絵を描くときは、うまい、下手にこだわらないでください。これは絵の能力を他人が評価するためのものではありませんし、ましてや展覧会に出展するためのものでもありません。自分が自分自身をどうとらえているかを知るための、ツールなのです。

また、このエクササイズは「よりよいイメージを強化する」意図で行ないます。患者だけでなく、サポーターの方にも行なってもらいます。サポーターの方には、自分がサポートしている患者のイメージを描いてもらいます。それによって、自分がどのような思いで患者をサポートしていて、どの部分を改善し、強化したいかを観察してもらいます。

また、サポーターと患者との間に病気や健康に対する認識の差があれば、絵を通して確認し、お互いの認識を健全なものに調整することが必要でしょう。治癒への道を歩む過程で時折、このエクササイズに取り組み、自分自身を振り返ってみることをおすすめします。

エクササイズ③

イメージの絵

①画用紙を1枚用意してください。
②クレヨン、または色鉛筆を準備してください。
③好きな色を使って、画用紙に左記の四つの要素を含む絵を描いてください。

〈患者用〉
・自分自身のイメージ
・自己治癒力のイメージ
・治療のイメージ
・がんのイメージ

〈サポーター用〉
・患者のイメージ
・患者の自己治癒力のイメージ
・患者の治療のイメージ
・患者のがんのイメージ

※これが正しいという描き方はありません し、上手に描く必要もありません。むずかしく考えず、直感的に自由に描いてみてください。

④絵を描き終えてから、次のことを確認してみてください（ここからは、描き終えてから続けてください）。

その際、自分自身の絵を見て、自分が自分自身の主治医になった気持ちで、好奇心を持って、次のことをくわしく観察してみましょう。

以下は、あくまでも可能性の探求であって、絶対的な判断ではありません。

＊＊＊

●自分自身のイメージは、身体全体が描けているか？

［描けている場合］

……自分自身に頭（顔）はあるか？　ある場合、表情があるか？　また、どのような表情をしているか？

……自分自身に腕や手のひらはあるか？

……自分自身に足（かかと・つま先を含む）はあるか？

身体全体を描いた人は、頭の部分（顔）に表情があるかどうかを確認します。表情がない人は、自分自身の価値、感性や感情、自己表現をないがしろにしていないか、振り返ってみましょう。表情がある人は、どのような表情をしていますか？　それは好ましい表情ですか？　好ましくなければ、何を変えることによって表情が好ましいものになるでしょうか？　がんに対する否定的なイメージがあなたの表情を好ましくないものにさせているのではないでしょうか？

もしそうであれば、がんに対するイメージを変えるチャンスです。疲れている表情を描いた人は、もっと休息やリラックスする時間が必要かもしれません。

なお、抽象的な絵を描く人もいますので、これは身体全体が描かれていなければならないということではありません。抽象的な場合は、そのイメージがもたらす意味を自身で振り返ってみてください。

●治癒力・治療・がんとの力関係（大きさや量や濃さ）はどうか？

治癒力ががんより大きく、あるいは多くまたは濃く描けているならけっこうです。

Exercise
イメージの絵

もし、がんのほうが治癒力や治療より大きく、または多く濃く描かれている場合は、自分の治癒力や治療に自信がないか、不信感を持っているかもしれません。

その場合は自分の治癒力や治療に対するイメージを変える必要があります。治療が自分に合っていないと思っているのであれば、とらえ方を変えるか、治療そのものを変えるチャンスかもしれません。

●治癒力・治療・がんの位置関係はどうか？

治癒力や治療が、密接にがんに働きかけているかどうかを確認してみてください。もし、治癒力や治療ががんから離れている場合、それらが効果的に働きかけていないと思っているかもしれません。

もし、そうであれば、そのイメージを正すチャンスです。

●色は、どのような色を使っているか？

色には、次のような意味が含まれているかもしれません。これも、絶対的な判断ではなく、あくまでもひとつの見方や可能性として、好奇心を持って観察してみてください。

・赤…エネルギー／活力／注意を促すもの／怒り
・青…男性的なパワー
・緑…新しい生命／成長
・黒…パワー（権力などの象徴）／邪悪なもの／未知なるもの／叡智／
・黄色…知性／エネルギー
・オレンジ…注意を促すもの／エネルギー

・ピンク…女性的なパワー／健康／癒し
・紫…特別／高貴／スピリチュアルなもの
・灰色…変化／変容
・茶色…論理／理由／堅固
・白…女性的なパワー／聖なるもの

右記の色からでも、自分が自分自身・がん・治癒力・治療に対して抱いているイメージがわかるでしょう。

イメージの絵・例

【絵1】50代男性・肺がん患者本人の絵

カウンセリング開始時は自分のイメージが病巣部しか描かれていません。これは寝ても覚めてもがんのことばかり考えており、命はあるのにまるで生きていない状態、すなわちＱＯＬが非常に低いことを示します。

また、がんは実際には１つしか残っていないのに２つ描かれており、強く濃く描かれています。治癒力や治療もあまり効果的には描かれておらず、左下のがん細胞は野放し状態となっています。このことを妻と娘から指摘されると、本人は自分にはそれほど治癒力は宿っておらず、治療も効かずにやがて再発するだろうけれども、とりあえずやっているという姿勢であることがわかりました。

ここでビリーフワークによって、自分には本来生まれながらにして治癒力が備わっていること、自分で変化を起こせること、治療や健康への取り組みも適切に効果を上げていること、がんは本質的に

Exercise
イメージの絵

【絵1】自分自身のイメージ

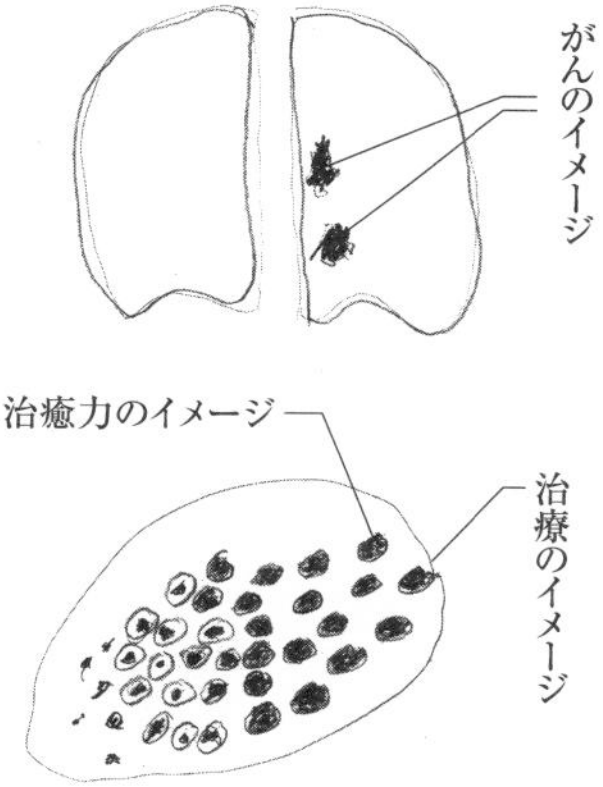

弱くて不安定で混乱した細胞で攻撃はしないこと、必ずしも再発をするとは限らない、と考え方をあらためはじめました。

【絵2】50代男性・肺がん患者本人の絵
〈1カ月後〉

思い込みの修正を行なった結果、新しい信念が強化され、イメージが改善されたことがうかがえます。がんだけでなく「人」としての自己イメージがきちんと描かれており、治癒力や治療も効果的に描かれています。また、表情が穏やかで、どっしり地に足をつけています。力こぶは元気の象徴として気力の高まっていることがうかがえます。全体的にイメージの改善が見られます。

この頃の患者は体調も優れ、散歩やショッピングなどに出かけるようになり、おしゃれを楽しむようになりました。ただし、気になる点としては、好きな色を使って描くこと指示をしているにもかかわらず、前回と同様、黒と赤のみを用いているところに、人生に彩りが少なく、無機質なイメージであることがうかがえます。人生をより軽やかにエンジョイする姿勢がはぐくめると、QOLはさらに上がり、身体にもよい影響を及ぼし得るでしょう。ただ、これまでの取り組みは大きく評価されるべきもので、自分自身のペースを尊重することが大切です。

【絵2】自分自身のイメージ〈1カ月後〉

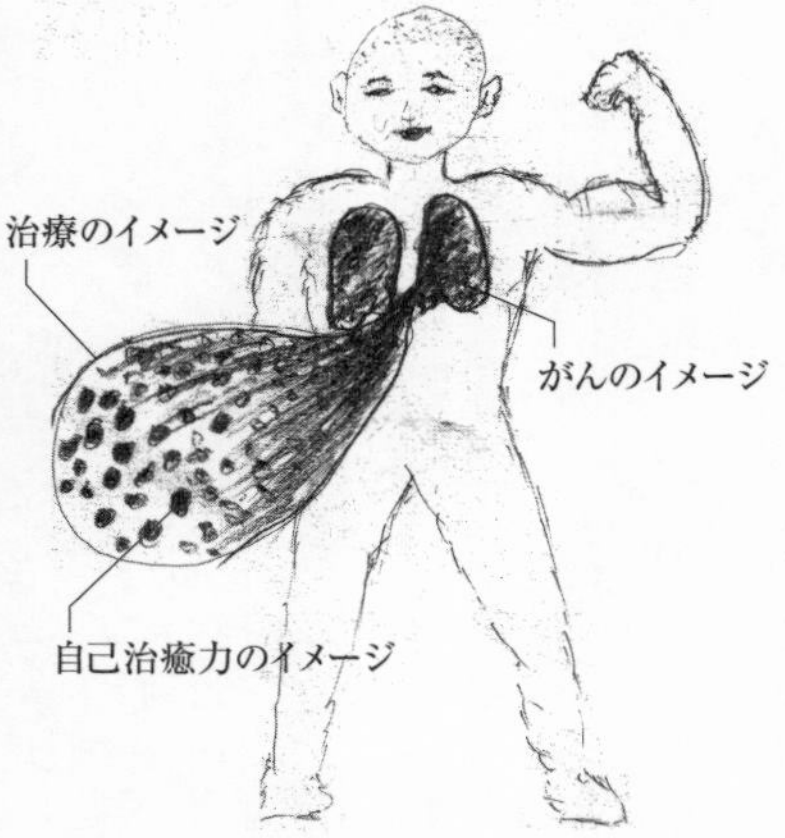

【絵3】50代男性・肺がん患者の家族（娘）

顔の表情がないことで、彼女の父が無表情な生活を送っていることがうかがえます。手足がないのは、ニーズ（心理的欲求）が満たされていないこと、足がないのは、地に足がついていないこと、または進む方向性が定まっていないことを象徴することが多いので、そのことを尋ねてみると、「お父さんはこれまではいつも仕事のことだけを考えており、今は病気（がん）のことばかりを考えていて、人生がないように見える」と告白しました。

一番目立っているネクタイは、父親の象徴で「仕事」を表わしています。父親は1年間365日仕事をしていたそうで、ときには職場で寝泊まりすることもあっ

Exercise

イメージの絵

【絵3】患者のイメージ(娘)

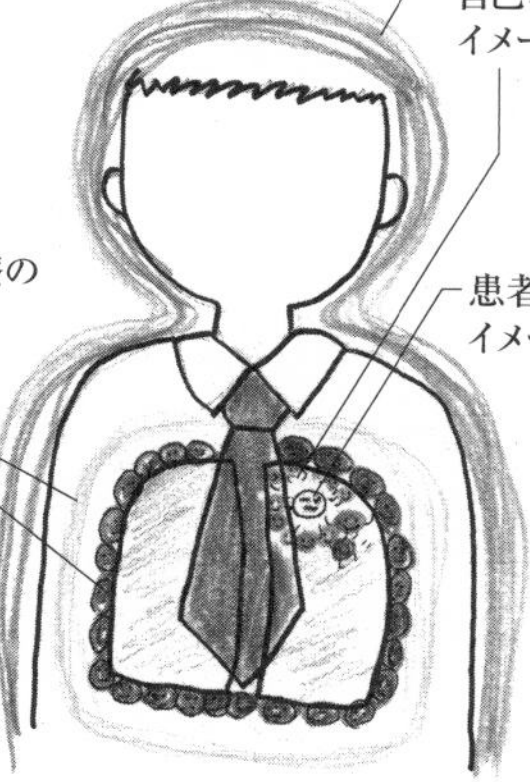

たそうです。休息や遊びは「いつか時間ができたら」としているうちに、何十年も経ってしまったとのことでした。

がん細胞と自己治癒力や治療との力関係は、がんは眠っているものの、治療や治癒力よりも大きく描かれ、強さも目立っています。父親よりは前向きなイメージではあるものの、家族である娘も病気に対して絶望的な感情を抱いていることがわかり、イメージの改善に取り組みはじめました。

【絵4】50代男性・肺がん患者の家族(娘)〈1カ月後〉

父親(患者)の表情も手足もある「人」として描かれています。また、病気はあくまでもお父さんの一部であり、メインではなくなっています。病巣のクローズアップではがんは小さく弱く描かれており、他の治癒力や治療やソーシャルサポート(家族の支援など)が効果的に働きかけ、がんを押しつぶしているイメージとなっています。

父親との関わりも深刻で支配的なものではなく、愛情と思いやりある関わり方へと変化していました。

【絵4】患者のイメージ（娘）〈1カ月後〉

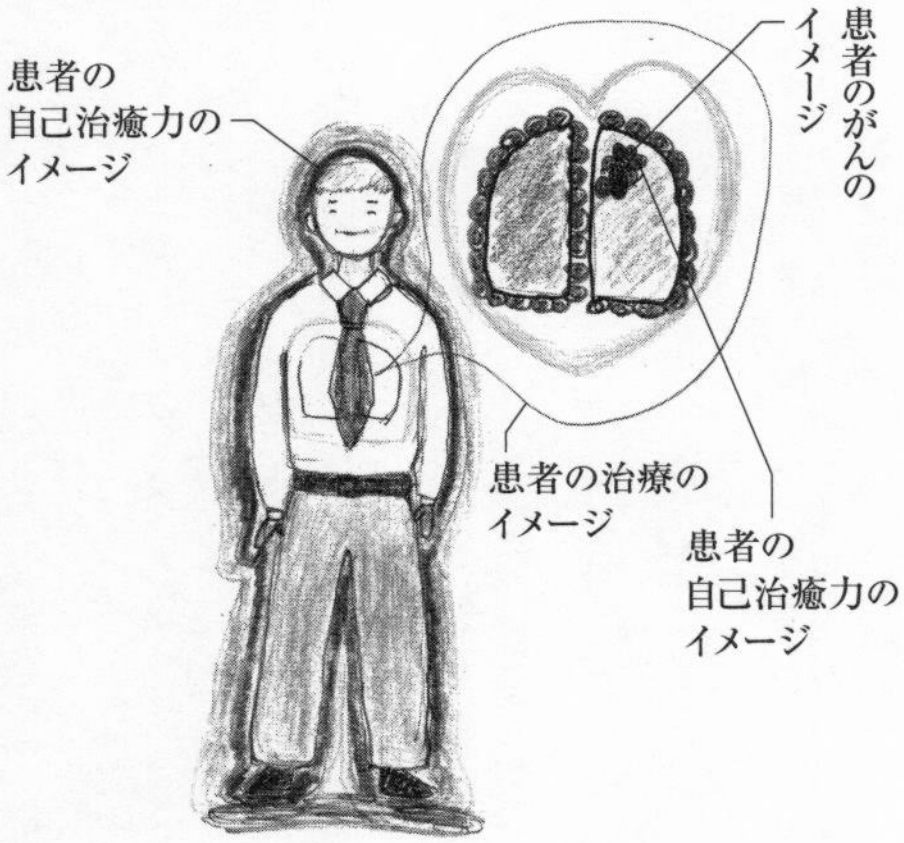

【絵5】50代男性・肺がん患者の家族（妻）

家族3名の中でもっとも健全なイメージの絵を描いてきました。ただし、顔はにこやかで、治癒力（肺の黄色）や治療（太陽と光線）も肯定的でエネルギッシュに描かれていますが、娘さんやご主人（患者）の絵と同様、手足がなく、病巣の肺が強調されています。確認すると、やはり本人は、仕事人としての夫のアイデンティティーの崩壊があり、行き詰まっているように見えると話しました。

妻は自分と夫の絵を見比べて、自分や娘は夫の病気や健康に前向きなのに、夫本人が病気や健康に前向きに取り組んでいないことを懸念し、コミュニケーションを積極的に取るようにしました。

Exercise

イメージの絵

夫は自分の否定的な考え方や姿勢を認め、それを改善していくことの大切さとむずかしさを伝え、また、サポートに関しては、遠慮があって家族にYESやNOが素直に言えないことがあったこと、また、時折押しつけがましく思っている

【絵5】患者のイメージ（妻）

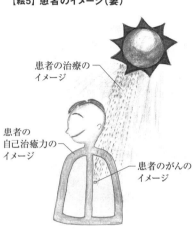

面があることを素直にコミュニケーションしました。このことによって、家族間の意思疎通の滞っていた部分の調整がされました。

【絵6】50代男性・肺がん患者の家族（妻）〈1カ月後〉

夫が五体満足の「人」として描かれています。肺やがんはあくまでも一部であり、夫のメインではなくなっています。治癒力や治療、またサポートも元気に描かれており、治療やサポートの象徴である太陽もにこやかです。

さらにバイタリティー溢れる、赤が主に使われています。

この家族3人の1カ月の変化は目覚まし

いものがありました。初回のカウンセリングでは、患者本人は終始泣いていましたが、次のカウンセリングまでの間に3人でボーリングへ行き、人生でこんなに笑ったことがないほど笑い、とても豊かな1カ月だったと報告してくれました。

＊＊＊

【絵6】患者のイメージ(妻)〈1カ月後〉

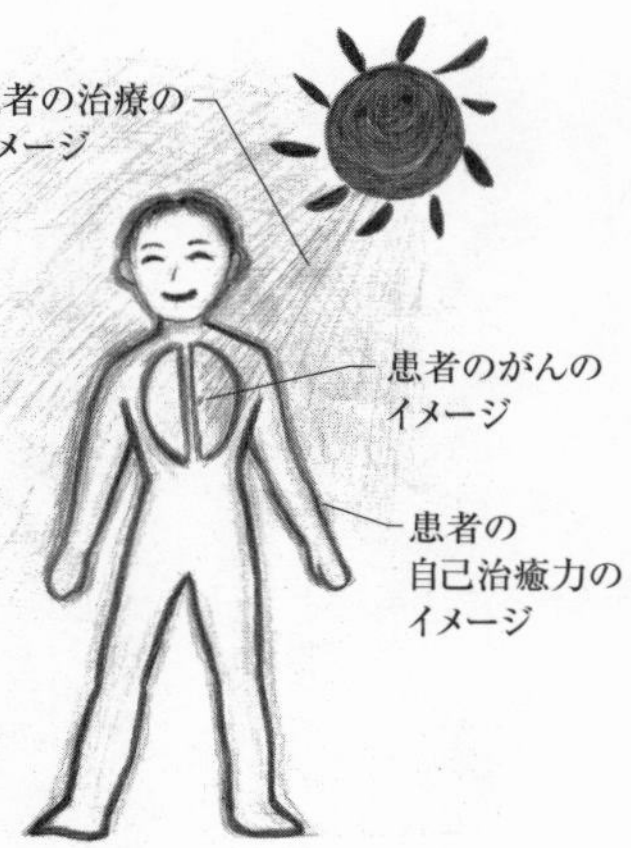

それでは、例の絵も参考にしながら、自分自身の絵をもう一度振り返ってみてください。

①自分の描いた絵で、もっとも気に入っているところはどこですか？　そして、なぜ気に入っていますか？

②自分の描いた絵で変えたいところはありますか？　あれば、それはどこですか？　そして、なぜ変えたいですか？

治癒への道を歩む過程で、時折、このエクササイズに取り組むことによって、その時点での自分自身を振り返り、健全な部分の強化と不健全な部分の改善を図りましょう。

5章

信頼感をはぐくむ
—内なる叡智とスピリチュアリティー—

Image control method for cancer care

目に見えないものからの働きかけを信頼しよう

科学技術の発展とともに、私たちは物質的なもの、合理的なものばかりに目を奪われ、目に見えるもの、物理的に証明できるものだけがすべてであるかのように、日々を送りがちになりました。

私たちが住んでいるこの宇宙には、たくさんの目に見えない働きかけがあります。その宇宙の叡智は、人生のさまざまな場面で、さまざまな角度から私たちを守ってくれます。

私たちは、物質的な存在であると同時に、目には見えないエネルギー的な存在でもあります。物質も、エネルギーが凝縮して目に見えるかたちとして存在していますが、私たちは、この見えるものだけに注意を払っているということです。

私たちの世界では、目に見えないエネルギーのやりとりが、常に行なわれています。あるものがあるべく存在するために、そのエネルギーは常にバランスを取るように働きかけています。

かつてアインシュタインは、「宇宙には意志がある」と表現したそうですが、その意志と言ってもいいかもしれません。また、宗教的には神の働きかけと呼ぶのかもしれません。中国の教えの「気」も、その働きかけと言えるかもしれません。この見えない働きかけを信頼することを忘れると、不安や恐怖に苛まれますが、この叡智を信頼し、自分自身を委ねることができれば、心に平安や癒しが訪れることでしょう。

信頼とは、何かを信じ、心に平安のある状態であり、信頼が深まると忠誠になります。さまざまな癒し手（ヒーラー）が、信じる力が人を救うと言っています。キリストは代表的な癒し人とされていますが、「私があなたを癒したわけではなく、あなたの忠誠や信じる心があなたを癒したのです」と言ったことが記されています。

私が初めて「気功」を体験した際に出会った気功師も、同じことを言っていました。その気功を紹介する会場には14歳の重度の側湾症を患っている女の子とその母親が参加していました。

その母親によると、これまでいろいろな治療を試みましたが、どれも功を奏することはなく、残された道は外科的手術のみということでした。ただし、その手術の成功率は50%で、もし失敗すると半身不随の危険があるため、どうしても踏み切れず、藁にもすがる気持ちでその会に参加した、と涙を流しながら語っていました。

気功師は、「安心してください」と言ってその娘さんの前に座ると、手をかざして気を送りはじめました。そして、10分ほど経過した頃でしょうか、彼女の背中が突然痙攣しはじめて、みるみる背中がまっすぐになってしまいました。会場には、どよめきが広がりました。

治す力は自分自身の内に備わっている

ステージに上がった人々のうちの何人かは、私が誘って参加した友人だったので、これらがやらせでないことは明らかでした。そのとき、この気功師が参加者に伝えた言葉は、とても印象的なものでした。

「今、このような現象を見ると、あたかも私が特別な力を備えた、特別な人物であるかのように見えますが、決してそうではありません。みなさん一人ひとりの中に、自分自身を癒す力がきちんと宿っています。今、私がしていることは、その眠っている治癒力を呼び覚ますちょっとしたお手伝いです。ですから、治しているのは私ではなく、あなた自身なのです。今後も、自分自身に素直になって、この力を信じ続けることが大切です。自分自身の力を信じることができなくなれば、あなたの背中はまた曲がるでしょう。そして、あなたが自分自身を、そしてこの自然の偉大な力を信じることができれば、あなたは常に癒えるでしょう」

この気功師と少女とのやりとりで、見ることが信じることではなく、信じることが見ることなのだと学ばされたのです。

私たちは日常生活の中でさまざまなものを信じて生きています。何をどのように信じ、信頼するかは私たちの人生に大きな影響を与えているのです。

信頼感をはぐくむための信念とは

また、これは病気とは直接関係ありませんが、私が以前、ロサンゼルスで撮影の仕事に携わったとき、海上レスキュー隊員で名の知られた人物を撮影する機会がありました。

その人物は、次から次へとビッグウェイブに呑まれるサーファーを含め、海で危険な状態にある人々を見つけ出し、果敢に波に向かっていくほか、アメリカ海軍の兵士たちに対して、定期的に海上レスキューを指導していました。

そして驚くべきことには、この人物が女性であり、一児のシングルマザーだったということです。ショーンという名のこの女性は、その肩書きとは裏腹に、長いストレートの金髪に、はっきりとした目鼻立ち、曲線の美しいグラマーな体つきという、レスキュー隊員にはほど遠いルックスで、穏やかな話し方には母性が満ち溢れていました。

「あなたのような女性が、このような危険な仕事につくことが、私にはとても信じられないのですが、事故や死は怖くないのですか」

撮影準備時間に彼女にたずねてみました。すると彼女は、少しだけ笑みを浮かべて、穏やかにこう答えました。

「レスキューのときは、常に死を意識するわ。助けに行った自分が大きな波に呑まれて上も下もわからなくなり、意識が遠のくこともある。でも、そういうときには委ねるのよ。母なる自然にね。抗わずに、なるようになる、とすべてを手放して自分を委ねる。そうすると、母なる自然はちゃんと私を守って浜まで運んでくれる。いつもそう。多くの男性は、自分でコントロールしなくては、と腕力や脚力にものを言わせて、徹底的に抵抗をするけれど、そうするとパニックに陥り、たいへんな事故にもなりかねないようね。私は女性だし、もともとそれほど抵抗する力も気もないのだけれど、どうやらそれがいいみたい」

いたずらっぽくウィンクをして会話を締めくくると、彼女は撮影開始を告げる無線の合図とともに海に向かっていきました。優しく、強く、たくましい魂が、母なる自然に飛び込んで行きました。

ショーンの言うように、この自分を取り巻くものに対する信頼感というものが、どうやら私たちを救う鍵となってくるようです。「信頼」というのは、何かを信じ、委ねること、それによって、自分自身が自信を持ち、穏やかさを得ている状態です。恐れは執着により湧き起こることが多いです。執着の解毒剤は信頼です。人間にとって、もっとも問題となる感情が執着であり、この執着のもっとも効果的な解消法は信頼をはぐくむことです。自分の抱く信頼感、忠誠心が、いかに自分を健康に導くのに役立つかを知っておいてください。

信頼感をはぐくむのにもっとも有効な信念は、**「私たちに必要な助けは、常に与えられている」**という信念です。私たちの人生でもっとも大切な場面を乗り切るとき、あるいは大切な物事に直面しているとき、必ず助けが得られると信じることです。

これは、あなたがほしい助けではないかもしれません。しかし、あなたに必要な助けであるということです。必ずしも思いどおりにいくとは限りませんが、「すべてはうまくいっている」と信じてください。

7つの基本的信念

左記は、サイモントンが提唱する、人生を送る際、大切な核となる7つの基本的信念です。

1. この宇宙の観念に対する信念
2. 人間の本性に対する信念
3. 生命・人生に対する信念
4. 死に関する信念
5. 健康と幸せに対する信念
6. 病気、苦悩、苦難に関する信念
7. 人生の目的や運命に関する信念

　このような人生の基盤となる大切な信念は、「基本的信念」と呼べるかもしれませんし、「哲学的信念」、あるいは「宗教的信念」とも呼べるでしょう。それがどの定義に入るかが大切なのではなく、その信念が自分自身にとって健全であるかどうかが大切なのです。

　これらの基本的な7つの信念が健全なものであれば、人生に安心と穏やかさがもたらされることでしょう。

　もし不健全である場合にはストレスがあり、否定的な感情や痛み、身体的な痛みが伴うでしょう。自分の霊性に関する信念、魂に対する信念、宗教的信念が不健全でも、それを健全なものに変えることは可能です。

目に見えない叡智こそ健康への鍵

信頼感をはぐくみながら、自分自身の叡智や宇宙の叡智とのつながりを意識、強化し、日々の生活を送ることは、健康への道を大きく広げることになるでしょう。

この目には見えない叡智の働きかけで比較的内から来るものを、私たちは日常的に「気」、「直感」、「無意識」、「潜在意識」、「超意識」、「第六感」、「閃き」、「虫の知らせ」などと表現することがあります。

偉大な医師、アルバート・シュバイツアーは、「私たち一人ひとりの中に賢い医師が宿っており、そしてその内なる医師が何をすればいいのかを知っている」と言っています。

また、外からの働きかけとして、「自然の摂理」、「神の見えざる手」、「意味ある偶然」、「シンクロニシティー（共時性）」、「宇宙の大いなる力（サムシング・グレート）」、「守護神・霊」、「先祖の魂」、「縁」などの言葉で表現することができます。アインシュタインの言う「宇宙の意志」なども、叡智と同じ意味を持つものと言えるでしょう。

日常生活を漠然と、あるいは追われるように過ごしている私たちは、この叡智を意識することが非常に少なく、とくに文明が発達し物質主義になってからは、目に見えない力は蔑ろにされ、取り扱うことや語ることがタブーとされてきました。

ところが、この目に見えない叡智には、私たちの人生を豊かにするヒントが隠されています。多くの偉大な発明は、これらの叡智によるものであることが知られています。

物理学者がある日、夢の中に浮かんできた方程式が、自分がずっと求めてきた答えだった、といった類いのものです。

病気の場合には、健康への鍵を握っているとも言えます。たとえばある患者は、「何となく健康診断をしてみようと思って病院に予約を取ったら、腫瘍が発見された」、「たまたま本屋で立ち読みをしているとき、『これだ』と思う療法を発見し、取り組んだら効果があった」などといったことも、私たちが自分自身で意識しないところで、きちんと叡智に守られていることを知る体験と言えるでしょう。

叡智からのメッセージ

この原稿を書く数日前にカウンセリングをした高野敏子さん（仮名・40代女性）は、自分の誕生日の1週間前にすい臓がんと診断され、主治医から余命2カ月と宣告されました。彼女は絶望感と虚無感に苛まれながら入院生活をはじめましたが、自分の誕生日の夜中に、誰もいないはずの病室に何かの気配を感じ、それがベッドの横に来て、優しく自分を包み込んでくれたという体験をしています。そして、すぐにそれが生前愛してやまなかった父の霊であるとの直感を得たそうです。

そのとき以来、病気への恐怖は薄れて、深い安らぎと平穏が訪れ、「大丈夫だ、すべてはうまくいっている」という確信を持つことができたそうです。

これは決して、「死なない」ということではなく、何が起こっても自分は大丈夫だということです。それから彼女は、自分自身に忠実に生きるようになりました。決して無理はせず、したいと思うこと、気の向くことに取り組むようになりました。

それまでは、太陽は肌に悪いからと避けていましたが、退院後、太陽の光を心地よいと感じるようになり、朝日に身をさらすと自分自身が癒えていく感じがするそうです。今まではそれほど好きでもなかったのに、身体の欲するままに、毎日トマトを食べるようになり、食べるたびに自分が健康になっていくことを実感すると言います。彼女の中の叡智が、そのようにメッセージを送ると言うのです。

現在、彼女の診断が下されてから半年以上がたちますが、彼女はとてもそのような余命宣告を受けた患者には見えないほど、いきいきと自分らしい生活を送っています。

実際、腫瘍マーカーもどんどん下がり、正常値に近づいているのです。愛する息子や夫との関係も大きく改善しています。12歳の息子は、もともとおとなしい性格だったものの、母親の診断を知ると同時に引きこもりになり、不登校になってしまいました。

ところが、母親の病気を通して、その意味を家族全員で探求することにより、さまざまな気づきを得て、元気と勇気が湧いてきたようです。学校にも積極的に通うようになり、以前より友達も増え、母親が落ち込んでいるとアドバイスをするまでになりました。

最初のうちは、学校がつまらなくて、週一度のカウンセリングを唯一の楽しみにしており、学校を早退してまでカウンセリングに来ていたのですが、今では、カウンセリングなどどうでもいいくらい学校生活が楽しいと言います。

そして、母親同様、彼もまた、「おじいちゃんの魂が自分たちを守ってくれている」という感覚があると言います。

現にドライブの途中、「この道、おじいちゃんとよく通ったね」と母親と話すと突然ワイパーが動いたり、ゲームセンターでUFOキャッチャーをしながら、「よく、おじいちゃんに連れてきてもらったね」と話すと、ボタンを押していないUFOキャッチャーが勝手に動き出し、彼がほしかった大きなぬいぐるみを獲得するなど、偶然とは思えない出来事が重なったそうです。

こういった出来事を通して、どうやら彼女たちも見えない力が自分たちを守ってくれる

ので大丈夫だ、という信頼感を身につけたようです。自分自身や世の中に起こっているこ
とすべてを信頼して委ねるということは、私たちのエネルギーやQOLを大きく高めてく
れます。

高野さん家族は、毎週楽しみにカウンセリングを受けに来ては、その週にあった出来事
や感じたことをにこやかに報告してくれます。

強い信念ががんを消す

前立腺がんから肺転移を起こし、余命数カ月と宣告された坂田昇さん（仮名・60代男性）は、既存療法ではなす術がなく、免疫療法、温熱療法、解毒療法などの自然療法を試みる私の知人の医師を訪れ、いくつかの積極的なアドバイスを受けることになりました。

ところが、医師が自信を持ってすすめたいくつかの治療を、坂田さんはことごとく拒否し、結局、何の治療も受けないことを決意して診療所を去りました。医師は、「可能性は十分にあるのに残念だ。何もしなかったら数カ月の命だろう」と思ったそうです。

約2カ月後、坂田さんは再度、同医師をたずねることになりますが、検査の結果、がんが消えていました。医師が、いったい何をしたのかとたずねると、とくに何の治療もしな

かったが、毎日ゴボウを食べたと言うのです。彼は、医師から初めて診断を受けた際、雑談の中で「ゴボウには抗がん作用がある」という言葉を耳にしたとき、「これだ！」という揺るぎない確信を得たと言います。

坂田さんは診療所を後にして家に戻ると、妻に毎日八百屋へ行き、ありったけのゴボウを買い占めて料理するように頼み、毎食山盛りのゴボウを食べたと言うのです。こうして、強い信念とともに独自の食事法を編み出して、見事にがんを消してしまいました。

心に響くものに本気で取り組む

坂田さんの例は、医師のすすめる治療がどんなに合理的で効果が期待できるものであっても、彼に響かなかったということです。一方、たとえ抗がん作用があっても、医師の目から見れば、彼の病気を治すことはとうてい不可能と思われる「ゴボウ」が彼に響いたのです。

ここで注意すべき点は、ゴボウ療法をはじめなさいということではもちろんありません。また、その医師がその後のがん患者への治療方針をゴボウ療法に切り替えたわけでもありません。

ここで大切なことは、**自分にとってしっくりくる**、**または心に響くものを見つけて**、**本気でそれに取り組む**ということです。坂田さんが、毎日ゴボウを食べてがんが消えたということは、本人の内から湧き上がってくるメッセージを信じ、本気で取り組んだ結果、その信じる力が、治癒に導いたということです。

信仰心ががんを癒す

余命2カ月と診断された末期の大腸がん患者のマリア・コスナーさん（仮名・50代女性）は、統合医療施設の医師が自信を持って進めた治療をすべて断りました。彼女の言い分はこうでした。

「恐らく、私は先生の治療を受けたら、がんを克服できるかもしれません。でも、私は病気を通して、人間の命には限りがあるということを知りました。そして、信仰を通して、人間の魂は永遠であることも知りました。がんであろうがなかろうが、いずれにしても限りある命なら、その限られた時間を闘病に費やすのではなく、1分1秒でも、愛する子どもと楽しく過ごしたいのです。ですから、入院も治療もしません」

このメッセージを受けて医師は、「そうであれば、私たちにできることは、あなたのためにお祈りをすることです」と言って、彼女との面会を終えたそうです。

それから5年後、彼女は元気に病院に戻ってきました。検査のためです。医師は検査結果云々の前に、彼女が5年後の今も、こうして元気に病院に来ること自体が信じられなかったそうです。

そして検査の結果、彼女の身体からがんは消えていました。医師が、何か特別な治療に取り組んだのかとたずねると、彼女は「いいえ、いつ死を迎えてもいいように、その日その日を精いっぱい、愛する子どもと豊かに生きてきました」と答えました。

彼女は信仰心の篤い人でしたが、信仰を通して、この世や神に対する信頼感が高まり、その信頼感が彼女を癒したのです。そして彼女は、いつ死を迎えてもよいという心の準備ができていたため、その後も穏やかに暮らしたそうです。

家族関係の改善によってもたらされたもの

中田紀子さん（仮名・30代女性）は、すい臓がんを患う72歳の父親のサポーターとして、サイモントン療法に取り組みました。彼女のリクエストは父親のがんを治すことではなく、父親に人間らしさを取り戻してほしいというものでした。

彼女の父は、がんと診断されて以来、絶望感に苛まれ、医師に恨みを持ち、うつ状態で廃人のようだと言うのです。また、食事を取ることもままならず、家族とのコミュニケーションもまともに取れない状態でした。

私は、家族の意志もあったため、紀子さんと母親、そして兄弟を含めた家族カウンセリングを試みました。初回では死んだ魚のような目で、絶望感に涙していた父親は、二度目のカウンセリングで「先生、お待ちしておりました!」と、元気に私を迎えてくれました。

そして、課題の絵をいきいきと説明しはじめ、その課題をきっかけに、散歩の途中で出会った犬たちを描くようになったのです。

紀子さんたち家族はこの状況を見て、奇跡だと表現しました。父親が元気を取り戻したことにではなく、論理的で四角四面な性格だった父親が動物に興味を持ち、その絵を描くようになったことが奇跡だと言うのです。

そのうち、彼は絵を描くだけでなく、それらの犬種が何か、書籍を調べるなどして好奇心を満たしはじめるようになったのです。食事も普通に取れるようになり、定期的に散歩をするようにもなりました。

そして、最後のカウンセリングのとき、その父親が家族全員にこう言いました。

「みんな、私は大丈夫なんだ。だから心配しないでほしい。大丈夫というのは、病気が治って元気になるということでない。私は恐らくもうすぐ死ぬ。何となくそれがわかる。しかしそれでも、それが終わりではないというのもわかるんだ。それが、みんなにはわからないということもわかる。でも、大丈夫だから安心してほしい。私が生きるにせよ死ぬにせよ、大切なことは、今このときに、家族がこうして集い、思い合うということなんだ。未来がどうこうではなくって、今この瞬間が大切で、それがすべてなんだよ。わかるかな？　わからないだろうなぁ」

家族全員の目に涙が浮かびました。父親が癒えたことを確認したのでしょう。数カ月後に彼は亡くなりましたが、その1年後、紀子さんからカードが届きました。そのカードにはこのように書かれていました。

「私たちも父も、前にもまして深く、前向きに、元気に過ごしています」

父親との関係が生前よりよいものになり、お父さんの魂が家族全員の叡智となって、人生に豊かさをもたらしてくれていることがうかがえました。

叡智の働きかけを信じる

このような顕著な体験でなくても、私たちは冷静に過去を振り返ってみると、たくさんの場面で有形無形の助けを得ていることがわかります。叡智に触れた体験で共通していることは、理に適っていなくても、「間違いない」という確信があることと、そのガイドにしたがうと必ずよい方向に物事が進むということです。

叡智は私たちが私たちらしくある、すなわち、私たちが自らのバランスを取るためにさまざまな働きかけをしますが、肯定的に変化が起こされない場合、否定的に起こすことがあります。つまり、病気そのものも叡智の働きかけと言えるでしょう。叡智との関わりがピンとこない人は、とりあえずそのことを意識し、心を開いて生活してみることからはじめてください。

望むものが、望むかたちやタイミングで得られなくても、叡智は常に、私たちに必要なものを必要なかたちとタイミングでもたらしてくれます。大切なのは、心をオープンにして、「必要な助けが、きちんと必要なタイミングで与えられる」ことを信じ、この宇宙の働きかけを信頼し委ねて、リラックスして日々を送ることです。

リラックスするために、自分自身に喜びをもたらすことに取り組んだり、メディテーションすることは有効でしょう。緊張状態にあるときは、叡智の働きかけを感じ取ることがむずかしくなります。

叡智とのつながりを強化するのに大切なことは、まずそれらの働きかけがあるということとを日常的に意識し、問題に直面したときは、答えや助けを求めてみることです。思わぬところで答えが得られるかもしれません。

そして、その答えが得られたという体験があれば、行動に移してみてください。必ずよい結果が得られるでしょう。

内なる叡智のメディテーション

このメディテーションは、目には見えないおおいなる働きかけ（叡智）が、私たちの中にも外にも、すでにあるということを目覚めさせるためのものです。私たちの内や外に存在している叡智に触れ、その偉大さや身近さにつながることで、がんから回復する道を、より迷いなく進む手助けをしてくれます。

楽に呼吸をしながら、呼吸に丁寧に注意を向けていきます。
息を吸いながら、入ってくる息を丁寧にたどります。
息を吐きながら、出ていく息を丁寧にたどります。
吸いながら、頭の中で「吸っている」と唱えてみます。
吐きながら、頭の中で「吐いている」と唱えてみます。
そして、自分自身に優しく微笑みかけます。
吸いながら、風が鼻を通り、胸やお腹が膨らむのに気づきます。
吐きながら、胸やお腹がへこみ、風が鼻から抜けて外へ出ていくことに気づきます。
呼吸に丁寧に注意を向けていくことで、身体も心も徐々にリラックスしていきます。
息を吸いながら、呼吸がゆっくりなのに気づきます。
息を吐きながら、呼吸が深いのに気づきます。

吸う息とともに、宇宙から新鮮な良いエネルギーを吸い込みます。
吐く息とともに、あなたの中の古く不要になったものすべてを吐き出します。
今、この瞬間、あなたは宇宙とともに呼吸をしています。
今、この瞬間、あなたは新しいあなたに生まれ変わっていきます。
楽に呼吸をしながら、リラックスした状態で、
今、あなたが安全で守られていて心地よい場所にいることを想像します。
そこは実在する場所かもしれませんし、想像の中だけの場所かもしれません。
どちらでも、そこが安全で守られていて心地よい場所です。
優しく、温かく守られる場所です。
しばらく、その場所に身を置きます。
聞こえるもの、想像するもの、すべてがあなたをリラックスに導きます。

（1、2分間置く）

それでは今、満天の星の輝く、雲ひとつない澄み切った夜空の下に
いることを想像してください。

たくさんの星が散りばめられています。

たくさんの美しさです。

この宇宙の偉大さを感じてください。

私たちの宇宙です。

そして、その偉大な宇宙の、数ある星の中の、私たちの星「地球」を意識してください。

地球はどのようにその生命を営んでいるでしょうか。

完璧な角度で地軸を傾け、完璧な速度で自転し、
完璧な距離を太陽から保ってその周りを回っています。

私たちがまったく意識しないところで、
今、この瞬間、私たちがここに存在できる完璧な条件をつくり出しています。

この地球のバランス、調和、秩序、叡智を称えてください。

次に太陽系のその他の惑星を意識してください。

水星、火星、金星、土星、それぞれの星が絶妙な距離とタイミングを持って、
この宇宙空間に存在しています。

私たちが今、この瞬間、ここに存在できる完璧な条件をつくり出してくれています。

この太陽系のバランス、調和、秩序、叡智を称えてください。

そしてもう一度、私たちの星、地球を外から眺めてみます。
その美しい青を、澄んだ清らかな水を想像してください。
水は、どのように浄化再生されているでしょうか。
水が蒸発して雲になります。
風が吹いて雲が流れています。
山に雨が降り、水を集めて川に流れます。
その水はまた海へ帰って蒸発して雲になります。
何千年も何億年も、この水の浄化再生が繰り返されています。
水の叡智を称えてください。
空気を意識してみましょう。
空気はどのように浄化され、再生されているでしょうか。
植物が二酸化炭素を吸って、酸素を吐き出します。
動物が酸素を吸って、二酸化炭素を吐き出します。
このバランス、調和、秩序、叡智を称えてください。

それでは今、私たちの周りにあるさまざまな叡智を想像してください。

小さな種から、大きな樹が成長するその叡智を感じてください。

すべての叡智が、たったひとつの小さな種に宿っています。

小さなありんこにも叡智が宿っています。

あんなに小さなありんこたちが効果的にコミュニケーションをしています。

とても複雑なコロニーを形成して、生命の糸を紡いでいます。

すべての叡智が、小さなありんこに宿っているのです。

そして、私たちが今、この瞬間、ここに存在できる完璧な条件をつくり出しています。

万物に叡智が宿っています。

万物に宿る叡智を称えてください。

森羅万象を称えてください。


それでは今、あなたの生命の誕生の神秘を想ってください。

2つの細胞が受精してひとつになり、あなたがあなたとして存在する叡智が宿りました。

あなたがあなたであるためのすべての叡智、あなたの先祖の、
そして人類の祖先のすべての叡智が、ひとつの小さな細胞に宿っています。

ひとつの細胞が2つに分裂します。

そして、細胞が2つに分裂しても、そのひとつひとつに、
きちんとひとつずつに、あなたがあなたであるための叡智が宿っています。
2つの細胞が4つに、4つが8つ、8つが16、16が32と分裂を繰り返しています。
そして細胞が分裂するたびに、叡智もひとつひとつの細胞に
きちんと宿るように再生されています。
あなたの身体の細胞ひとつひとつに叡智が宿っています。
ですから、それらの細胞に語りかけてみましょう。
よい仕事をしてください。いつものすばらしい仕事をしてください。
あなたの身体の中の細胞ひとつひとつに叡智が宿って、
あなたに癒しをもたらすことを思い出してください。
分裂した細胞は臓器をつくり、システムをつくり、
やがて母親の羊水の中に心地よく宿ります。
安全で、守られていて、とても心地よい場所です。
やがて機が熟して、あなたは母親の叡智にしたがって、
この母親の羊水の海からこの外界、空気の海、叡智の海に生まれてきます。
私たちの細胞ひとつひとつに宿っている叡智と同様に、

私たちの周りにたくさんの叡智が宿ってあなたを見守っています。
問題に直面したときはこの叡智に助けを求めてみましょう。
そして、あなたがしっくりくる方法で、その叡智に語りかけてください。
あなたの祖先の叡智に語りかけてください。
どのようなかたちであれ、すでにあなたの叡智が
あなたを助けていることを感じてください。
あなたを、きちんとケアしていることを感じてください。
あなたの知りたいこと、疑問があったらその叡智にたずねてください。
健康になるにはどうしたらいいのでしょう。
よりよい生活を送るには、どうしたらいいのでしょう。
家族との人間関係をどうしたらいいのでしょう。
私の仕事はどうしたらいいのでしょう。
私の経済的な問題はどうしたらいいのでしょう。
大きすぎる質問も、小さすぎる質問もありません。
あなたにとって大切な質問を投げかけてください。助けを求めてください。
そして静けさの中にいて、あなたの心を開いて答えを待ってください。

それでは、しばらく静けさの中に身を置いてみましょう。

あなたにとってしっくりくる方法で、その答えを待ってみてください。


（1、2分置く）


ここから前進するにあたって、常に叡智に心を開き大切なものをたずね続けてください。

そして、その答えに心を開き続けてください。

答えはあなたの期待するところから来るかもしれません。

または、まったく期待していなかったところから来るかもしれません。

知っている人から来るかもしれません。

または知らない人から答えを得るかもしれません。

ある日ふと手に取った本の中に答えを見つけるかもしれません。

ふとつけたテレビやラジオの中に答えを見つけるかもしれません。

夢の中で答えを得るかもしれません。

自然の中に答えを見つけるかもしれません。

光の中に答えを見つけるかもしれません。

ただ、感覚として叡智の答えを感じるかもしれません。
宗教的な象徴、あるいは霊的象徴を伴って答えを得るかもしれません。
老賢者から叡智の答えをもらうかもしれません。
大切なのは、どこから答えがやってくるかではありません。
その答えが揺るぎない確信を伴ってやってくるかどうかです。
その答えが得られたときには、疑いの余地がない、
揺るぎない確信を伴ってやってくることを覚えておいてください。
「これだ」、「前からわかっていた」、「おなかの底で感じていた」
といったような感覚があるかもしれません。

そして、揺るぎない確信を伴った叡智の答えが得られたなら、
今度はそれを行動に移す計画を立ててください。
早すぎず、遅すぎず、しっくりくるタイミングで答えにしたがって行動しましょう。
よい結果が得られるでしょう。
そして、これからもあなたの心を開き続けてください。
叡智は、私たちがこの世の何をも愛するもの以上に、

私たちを愛し思いやり、ケアしていることを思い出してください。
私たちがやるべきことは、ほしいものを求め、
そして、必要なものが与えられると信頼し答えを待ち、行動することです。
助けがいつもあることを信頼し続けることです。

それでは、あなたの健康がどんどん増進していることを思い出してください。
何か活動的な、健康的な活動に取り組んでいることを想像してください。
それでは、徐々に意識をこの部屋に戻してください。
音を意識してください。
光を意識してください。
周りの人々を意識してください。
呼吸を意識してください。
準備ができたら、ゆっくり目を開けてください。

6章

死に対するイメージを変える
―健全な死生観をはぐくむ―

Image control method for cancer care

なぜ、死は恐怖なのか

私たちが生きていく中で出会うもっとも大きな障害、そのうちのひとつは、紛れもなく「死の恐怖」と向き合うということでしょう。がんが恐れられている理由も、昔から「がん＝死」といった不健全な考え方があるからであり、私たちはこの死に対する恐怖感に苛まされていると言えます。

死に対する恐れは、私たちの社会的背景から生まれてきました。広く私たちの社会では、死を迎えるということは、自分自身の力ではどうすることもできない、長い苦痛を伴う体験だと信じられてきています。

つまり死は、敗北の表われであり、私たちに起こり得る最悪の事態だということです。そしてこのことが、死に対する恐怖心をより大きなものへと成長させてきたのです。

そこであたかも、「死は存在しない」かのごとく、自らを偽ることによって（ほとんどの場合、無意識の行為となる）、または「死を見ない」ことによって、死への恐怖心に対処しています。これだけ多くの人が、日々亡くなっているにもかかわらず、偽ることで恐怖心を和らげようとするのです。

これは、もし私たちが死を迎えない存在であるなら、または特定の人だけに死が訪れるのであるならば、効果的な対処法かもしれません。

ところが事実は、その形態はどうであれ、私たち一人ひとりに確実に、そして平等に死は訪れます。病気であろうがなかろうが、人間の死亡率は100%なのです。そうである以上、通常の死への対処法は、非効果的と言えます。

とくに、がんのような命を脅かすと言われる重病にかかった場合、死の存在を否定することは非常に困難になってきます。健全な死生観をはぐくむことができなければ、死への恐怖心がたちまち私たちに覆いかぶさってくることでしょう。

死のイメージを健全なものにする

この恐怖心は先ほど、「長い苦痛を伴う体験」と一般的にとらえられていることが原点だと述べましたが、この考え方ははたして、私たちの人生や健康に貢献し得るものなのでしょうか？ 2章で行なった思い込みを変えるエクササイズ（ビリーフワーク）の「モルツビーの5つの質問表」（81ページ参照）に基づいて評価してみると、この解釈が健全か不健全かはすぐにわかるでしょう。紛れもなく不健全思考です。

ここで、「死」をテーマにお話しさせていただいているのは、死のとらえ方を健全にし、私たちすべてにいずれ訪れる死を受容するためです。しかし、死を受容するということは、諦めて死に向かいなさいという意味ではありません。多くの人々が、死の受容を、生きることを諦めて死に向かうことだと勘違いしています。

大切なのは、**死を受容しつつ、健康になる希望を持って生きる姿勢**です。健全なとらえ方をすることにより、死に対するよけいな恐怖心を取り除き、「死を避ける、または見ないようにする」ことに使ってきた膨大なエネルギーを、生きるエネルギーに変えていくことができるようになるのです。

死に対して健全な思考を持つことは、意外に簡単なことです。なぜなら、先ほどのように、死に対する社会的通念はかなり偏っていて、とても不健全なものばかりなので、改善の余地がいくらでもあるからです。病気によって死を迎える場合においては、「死を迎える過程は、得たことがない豊かな体験で、必ずしも痛みを伴うものではない。そして死の瞬間は、喜びと安らぎの瞬間であり、死後の世界も望ましいものである」という健全な思考が、ひとつの例として考えられるでしょう。

私たちの周りにある、死に対する概念は不健全なものが多いということを、ぜひ認識しておいてください。それでは、健全な思考を取り込むことを頭に置いて、少し死と向き合い、これを探求してみましょう。

まずは死の過程を、

①死に至るまでの領域……今ここから、死に至るまで

②死の体験そのもの（臨死）……死の2、3時間前から死の体験まで

③死後の世界

という3段階に分け、それぞれについて考えてみることにしましょう。

①死に至るまでの領域

「どのように生きて、どのように死を迎えればよいのか」ということについて書かれた書物はたくさんあります。「チベット死者の書」、「エジプト死者の書」、原始キリスト教においても死について書かれた書物があります。これらの書物の中に書かれている基本的な教義はどれも同じで、「あなたがそのように死を迎えたいと思うのなら、そのように生きなさい」というものです。

私たちにもし、「このように死を迎えたい」という理想があるなら、そのように生きることが大切になってくるのです。

たとえば、穏やかさを持って平安に死を迎えたいのであれば、穏やかに心の平安を持って生きることが大切です。愛する人に囲まれて死ぬことを望むのであれば、愛する人に囲まれて生きていく必要があります。痛みを伴わずに死にたいと思うのであれば、痛みを伴わない生き方を、健康に死を迎えたいのであれば、健康な人生を歩む必要があります。つまり、**「生き様は死に様」**ということなのです。

ソギャル・リンポチェという僧侶の著書『チベット生と死の書』の序章に、ダライ・ラマが次のように書き綴っています。

「私たちが、穏やかに死を迎えたいと思うのは当然のことです。ほとんどの人が、そのように思って生きています。ところが、私たちが暮らすこの世の中に、たくさんの暴力が氾濫している今、そのように望みながら、穏やかな死を迎えることはとても困難なことになっています。多くの怒りや執着や恐怖が存在し、とてもイライラしている中で、穏やかに死を迎えることは非常にむずかしいことでしょう。しかしもし、あなたが心地よく死にたいと思うのであれば、やはりそのように生きることが必要になるのです。あなたが、心に平安を持って死を迎えたいと思うなら、心の中に平安を持って、日々の生活を営むことが大切なこととなのです」

よい死とよい生き方は同じということであり、また、ネガティブな生き方をしていると、死の過程もネガティブなものとなってくるでしょう。

6章

死に対するイメージを変える―健全な死生観をはぐくむ―

私たちは、自分の人生や健康に影響を及ぼすことができるのと同様、死にも大きな影響を及ぼすことができるのです。多くの人は、人生の早期に、知らず知らずのうちに、いつ、どのように死を迎えるのかという「死のシナリオ」を決めています。

その決意はほとんど無意識的なものですが、人がどのように生きるか、どのように死を迎えるかに、劇的な影響を及ぼします。

当然、そのような決断は変更可能なものです。健康回復の過程に取り組めると信じている私たちは、この機会に、いつ、どのように、または何を携えて理想的な死を迎えたいかを意識的に考え、周囲と分かち合い、明確にしておくべきでしょう。

また、人生の終焉を迎える際、病気を伴わず、健康に死を迎えることが可能であるということも、しっかりと覚えておいてください。

そして、たとえ病気を持っていたとしても、健全な、癒された死を迎えることができるということも覚えておいてください。

死への取り組みは、今日からはじまります。痛みのない、愛に満ちた豊かな死を迎えたいのであれば、そのように生きることです。より痛みのない、人々にたくさんの愛を捧げるような、豊かな人生を歩みはじめてください。

②死の体験そのもの（臨死）

臨死体験についてもたくさんの書物が取り上げ、その内容についても詳細にわたって記載されています。

その代表的なものである、米国の精神科医エリザベス・キューブラ・ロス博士が著した書物には、臨死体験に関する数多くの研究報告があり、私たちが健全な死生観をはぐくむのにたいへん役立ちます。

どの書物にも共通して書かれているのが、死の体験はとても心地よく、安らぎと幸福感をもたらすものだということです。そのプロセスとしては、死の瞬間、エネルギーが足元からスーッと頭のほうに抜けて、光の中へ入っていくという体験が得られるということです。そのような感覚がやってきたら、本人も周囲の人も、リラックスして死を受け入れる準備をすることが大事である、と多くの書物が述べています。

偶然にも、私の母親とサイモントン博士の母親がともに臨死体験があり、同様の体験をしています。私の母は、エネルギーがスーッと抜けて光の中に入っていったかと思うと、お花畑のようなところに出て、夢見心地の、この世では得られない幸福感を味わったと言います。

また母は、永遠にその場所にいたかったそうで、意識が戻ったときには落胆すら覚えたということです。私が、「お母さん、死ぬの怖くないの？」とたずねると、彼女は多くの臨死体験者同様、「怖くない」と、迷うことなく即答しました。母いわく、「今はまだ、孫の成長も見たいいし、あんたが嫁に行くのも見届けたいし、行きたい場所ややりたいこともたくさんあるので、すぐに死にたいとは思わないけれど、あそこに戻れるなら、別にいつ死んでもかまわないわよ」と言います。

このときの問題は、「母が死ぬこと」ではなく、母が死ぬことによって生じる、「残された私の気持ち」であることに気づきました。これは、多くのサポーターにとっても同じでしょう。サポーターの方はこれを機会に、家族やサポートしている人の死が自分にとってどのような意味をもたらすのか、考え直してみる必要があるでしょう。

サポーターは健全な死生観をはぐくみ、リラックスして患者のサポートをすることが必要となってきます。焦りや執着は、患者にも不健全な死生観をもたらすことになり、逆効果となるからです。

③死後の世界

さて、このような過程を経た後、私たちの意識や魂はどのようになるのでしょうか。つまり、死後、意識や魂はどうなるのかということですが、これについても、大まかに次の

3つに分けて考えることができます。

（1）私たちの意識や魂は死後も存在し、望ましい状態で存続する
（2）私たちの意識や魂は死とともに消滅し、死後の世界というものはない（または、魂などもともと存在しない）
（3）私たちの意識や魂は死後も存在するが、望ましくない状態で存在する

（1）は、どの国にも共通して存在する、もっとも健全で生きる人に安らぎをもたらす死後に対する観念でしょう。（3）は、逆にとても不健全な観念であり、よく地獄などとして表現されるようなものです。（2）は、必ずしも否定的ではなく、中立的な意味で「無に帰す」ととらえる人もいます。何を信じたら安らげるでしょうか。

日々のクオリティーを高めるために

（1）から（3）までの死の過程のそれぞれを比較することで、私たちが持つ不健全な思考が、かなり見えてきたのではないでしょうか。死や死を迎えることと向き合うというこ

とは、非常に繊細な問題であることはたしかですが、心の準備が整ったとき、この問題について探求することは、私たちの健康にとって、たいへん有意義なこととなります。

そして、これまでに抱き、また教えられてきた不健全な誤った思考から脱却して、それぞれの過程において、たとえば、

（1）自分の人生に対して影響を及ぼすことができるのと同様、死を迎えるプロセスに対しても、私たちは影響を及ぼすことができる（「このように」死を迎えたいのなら、「そのように生きる」ことが大事）

（2）死は、いわゆる肉体的生命と、その後に来る存在との間の短い変わり目に過ぎず、肉体的存在の終わりの印に過ぎない

（3）死後も、私たちの本質である魂は望ましい存在として存続する

といった自分にとって役に立つ新たな健全な思考、信念を選択するようにしてください。

事実は、実際に死を迎えてみないことにはわかりませんが、少なくとも、それまでの生きている時間を、私たちは自分が信じたいものを信じて過ごす権利があるのです。

私たちがこの世に生を受けたことと同様、死は私たちの自然な営みの一部です。死に対

する恐怖は、私たちの死に対するとらえ方の結果なのです。とらえ方を変えることによって、死の過程が喜ばしいものに変化していくはずです。そして、そのことが日々のクオリティーを高め、健康に大きな影響を与え得るのです。

死をサポートする姿勢

愛する者が死を迎えるときに、サポーターが死のケアをするのに取るべき大切な姿勢は、まず死というこの特別な機会を、敬意と愛情を持って迎え、相手に接するということです。悲しみや寂しさは健全で適切な感情ですが、過剰な嘆きや悲しみは、穏やかで豊かな死のプロセスの妨げとなります。まず、相手の豊かで平穏な死をサポートしたいのであれば、死のプロセスと相手に敬意と愛情を持ち、接しましょう。

すばらしい脳のメカニズムがなせる技でもあるのでしょう、死期の迫った人というのは、さまざまな感覚が研ぎ澄まされ、周囲の人の心が言葉なくして読めるとも言います。ですので、とくに気の利いた言葉をかけようとしなくても、思いやりや愛を持って、かけたい言葉を念じるだけでよいと言います。

そして、死のプロセスに一緒に参加する姿勢が大事です。それには、相手がゆったり穏やかに、そしてすばらしい特別なものとして死を体験していることをイメージします。その人の人生を完成させて、次のステップへと旅立っていく、門出を祝う気持ちです。

お伝えしたとおり、私たち人間の最終的な死亡率は100％です。よい死のサポートをするためにも、そしてまた、自分がいつかよい死を迎えるためにも、今から健全な死生観をはぐくみ、死のイメージを豊かなものにしましょう。

「よい死」とは

私たちの周りには、「よい死」を迎えた人がたくさんいます。もし身近に、そういう人がいるのであれば、その人がどのように人生を送っていたかを振り返ることは、私たちが生きるうえでの最良のガイドとなるでしょう。

私の周りでは、かつてのルームメイトの祖父の死がとても印象的でした。彼は95歳で他界しましたが、91歳のときにロサンゼルスを訪れ、元気に観光をされていました。旅の間は、「健康の秘訣」のタバコや、ビールにピーナッツやチーズを毎日欠かさず嗜んでいました。私もガイドとしておじいさんのアテンドをしていたのですが、どこに行っても好奇心を持ってさまざまなものを観察し、質問し、役立つ知識を周囲ににこやかに披露していました。広大で美しい自然や、夜景を眺めたりしたなら、臆することなくバンザーイと両手を上げて喜びを表現します。そんなおじいさんを見ているだけで、こちらが幸せな気持ちで、元気になってきます。帰国するときには、「次はニューヨークだな」と次回の旅を楽しみにされていました。

また、「帰ったら給料計算せなあかんのですわ」と、ご自身が立ち上げ、経営に携わっている酒屋で精力的に現役で働いている様子がうかがえました。

彼は亡くなる2週間前まで働いており、真夏の炎天下で仕事をしているときに血圧が高くなって病院に運ばれました。ところが、入院後はどんどん回復し、2週間で退院が決まったので、とくに親族も心配していませんでした。しかし、退院の日に眠るように息を引き取られたそうです。誰もその日がおじいさんの旅立ちの日だとは思っていませんでしたが、彼は亡くなる前に、「自分はばあさん（14年前に他界している妻）のところに行く準備ができているから、薬なんか飲ませるな」とおっしゃっていたそうで、入院している2週間の間に、遺産のことや仕事のことなど、必要なコミュニケーションのすべてを家族に伝えていたそうです。チャーミングでユーモアにあふれるおじいさんの健康的な死の例です。

よい死は必ずしも病気のない人のみに訪れるとは限りません。私は、患者との関わりの中で、いくつものよい死に出会いました。私がサイモントン療法のセラピストの資格を取得し、日本に帰国して第1号の患者となった乳がん患者の河原さん（仮名・40代女性）は、死を迎える前日、唐突に「そろそろだなと感じるので、最後にセッションをしてほしい」と、依頼の電話をしてきました。

翌日、彼女の滞在しているホスピスに出向くと、身体症状からすれば、本来衰弱しきっていていいはずの彼女は、思いのほか表情に血の気と笑顔があり、とても調子がよさそうに見えました。彼女の調子がいいかどうかは、彼女が毒舌を吐くこととタバコを吸うことですぐにわかるのです。

私が、彼女が好きなピンクの花を渡すと、「ありがとう。でも、花をもらって困るのよね、置くとこがないのよぉ」と、タバコに火をつけます。「調子よさそうじゃない」と、私が声をかけると、ニヤッと彼女独特のいたずらっぽくて愛嬌のある笑顔が返ってきました。

それから1時間ほど、施設のボランティアの人がつくってくれたデザートを一緒に食べながら、彼女がここ数カ月、どのように過ごしてきたかを語ってくれました。

彼女は、物心ついた頃から、両親や兄弟に対して敵対意識を持っていて、「自分は愛されていない。みんなから愛され、認められる存在になり、親兄弟を見返してやらなければ」という強い信念を抱いていました。

その姿勢は、自立した女性としての彼女のアイデンティティーを確立させていきました。キャリアウーマンとして、寝る暇を惜しんでバリバリと働いた結果、ステータスと経済的な豊かさを得、さまざまな目標を達成してきました。

ところが、どんなに目標を達成しても、いつも彼女の心は満たされず、何かがぽっかりと空いた状態でした。彼女は病気を通して、自分の真の欲求が何であるかを知りました。それは、家族との絆と親密さを取り戻すことでした。セッション半ばで、このことに気づいた彼女でしたが、「そうは言っても、これぱかりは死んでも無理だわ。少なくとも今生ではね」と苦笑していました。

そんな彼女が、親・兄弟と1カ月ほど前から和解したと、穏やかな表情で報告してくれました。これは、私にとっても大きな喜びでした。彼女は、人生で初めて親に甘え、親の愛情を感じたと涙ぐんでいました。

そして、部屋の空間の1点をじっと見つめながら、静かにゆっくりと、「すべての仕事をし終えたと思う」と、自分に言い聞かせるようにつぶやきました。窓から優しい秋風が流れ、私たちを包み込みました。

そのとき、部屋のドアが開きました。主治医が回診に来たことを知ると、そんなしんみりとした雰囲気を彼女はさっと振り払い、タバコをくわえながら、「先生、あたしさぁ、いつごろ死ぬのぉ?」とぶっきらぼうにたずねました。主治医が絶句するのを見て彼女は、「立場上、言えないのはわかるんだけどさ、あたしもそれなりに心の準備しておきたいし……」と続けました。

それでも主治医がごまかそうとすると、彼女も諦めたのか、外を見ながら話題を変えました。そして立て続けにタバコを4本吸った後、タバコの箱をピンク色の巾着袋にしまいました。

「それじゃあ、メディテーションしてくれる?」

私に向かってそう言うと、彼女は面会用に立ち上げていたベッドを自らリモコンで倒し、リラックスして横になる体勢を取りました。私も呼吸を整え、誘導をはじめようとしたとき、彼女の身体全体が痙攣しはじめました。十数秒たって痙攣が止まったかと思うと、ふぅふぅと大きく呼吸をしはじめました。

私は異変を察し、彼女の足をさすりながら、心の中で「大丈夫。大丈夫」と唱え続けました。そして徐々に呼吸がゆっくりになっていき、彼女はそのまま眠るように息を引き取りました。彼女の足をさする自分の手を、私はいつ止めたらいいのかわかりませんでした。

私も主治医も、そして恐らく彼女自身も、まさか今日が旅立ちの日となるとは予想もしていませんでした。彼女が息を引き取ってから、10分ほどして、ご両親が到着しました。

できたての茶碗蒸しを風呂敷に包んで持ってきました。彼女がリクエストしたそうです。「あんたが食べたいと言うからつくってきたのに、そんなに急がなくても、食べてからでもよかったのに……」と、小さな子どもをたしなめるようでした。

最後まできちんと両親に甘え、愛情に包まれての彼女の旅立ちとなりました。その光景を眺めながら、私の頬に涙がつたいましたが、不思議と悲しみはありませんでした。

「よくやりましたね。おめでとう。そしてありがとう」と、それは卒業式の感涙に似たものでした。最後のセッションをしに来たはずの私でしたが、結果的に、彼女に最後のセッションをしてもらうこととなってしまったようです。人をあっと言わせることが好きな、彼女らしい素敵な死でした。

死は旅立ちであり、終わりではない

河原さんを含めて、死期の迫った患者の多くは、私たちの理解を超えた何かを感じることができるのでしょう。どこか達観したところがあり、死は旅立ちであって終わりでないということを察しています。

「家族や周りの人に言うと変に思われるので、あまり言わないけれど、なぜか、生命は終わっても、私は存在し続けるというのがわかる」という会話を、何度も耳にしました。そして、彼らの気がかりは自分の死ではなく、「残された家族が、私の死がすべての終わりではないということを理解できないことが不憫に思われることだ」と。

岩崎有子さん（仮名・30代女性）は、大切なご主人の死を通して貴重な体験をしました。生前、彼女はサポーターであるにもかかわらず、患者がご主人なのか有子さん自身なのかわからないほどのストレス下にいました。すべてを深刻にとらえ、何が何でもご主人を生かすということに執着し、生活のすべてをご主人の闘病に捧げ、疲労困憊していたのです。

彼女の日課といえば、インターネットや書籍などで、新しいがん治療の情報を調べてきては、片端からそれらをご主人に試させ、食事療法など自分が参加できるものはすべて一緒にやるといった調子で、一時は自分自身が貧血で倒れるほど、ストイックな食事療法に取り組んでいました。

そんな彼女を、不安そうに見守るご主人が不憫に思えることもしばしばでした。１年後、そんな彼女の努力にもかかわらず、ご主人は息を引き取ることになるのですが、その報告をしに私を訪れた彼女は、闘病当時とは１８０度違い、まるで別人のようでした。

私は、彼女が落胆し、取り乱すのではと想像していたのですが、クリニックに現われた彼女は、とても穏やかでにこやかなのです。その変化は、不謹慎ながら、「もしかすると、生前はご主人と仲が悪かったのかな」などと想像してしまったほどでした。

話を聞くと、「とても貴重な体験がありました」とのことでした。そして、「これは、あまり周りの人に言うと怪しがられるので、自分の中に留めておくべきことだとは思いますが……」とつけ足しました。

「主人が息を引き取る数日前、私にこう言ったのです。『僕はもうすぐ死ぬけれども、いつも君と一緒にいるから、何も心配することはないよ。大丈夫だからね』と。彼は、どうしてかわからないけれど、自分はずっと存在し続けるというのがわかると言うのです。それを聞いたとき、私には気休めにしか思えなかったのですが、不思議なことに、彼が亡くなってからも、彼が常に私と一緒にいるというのが実感としてわかるのです。以前なら、ひとりで家にいることを想像すると、寂しくてやりきれない思いだったのですが、今、ひとりで家のリビングにいても、彼が私と一緒にいるという感覚があるのです。

そして、それだけなら、私の思い込みとも言えるかもしれませんが、あるとき私は、闘病に追われるばかりで、自分自身の人生を捨てていたことに気づいたのです。そして、しばらく会っていない友人のことを思い出し、会いたいと思っていたのですが、その瞬間に電話が鳴り、受話器を取ると、私がちょうど考えていたその友人その人からだったのです。そして驚いたことに、彼女は私の主人から、私に電話をしてやってくれと言われた気がしたというのです。そのようなことは一度だけでなく、同じようにまた、別の友人からも電話がかかってきたのです。今、私は主人の肉体に触れることはできませんが、彼がいつも私と一緒にいるという確信があります」

岩崎さんはこの体験を通して、大きな信頼感を得、リラックスして日々を過ごすようになりました。

これまで、経済的安定のために続けてきたコンピュータ関係の仕事を辞め、仲よしの友人と好きなアジアの島へ出かけては雑貨を購入し、それをネット販売するという仕事をはじめました。また、趣味でつくっていた石鹸やお香なども、同様に商品として販売することになりました。今彼女は、ご主人が生きていた頃にも増して、いきいきと彼女らしく、元気に人生を送っています。

死のプロセスに向き合う心がまえ

次に紹介するのは、死期を目前に控えたある人物が妻に宛てた手紙です。まず、その内容に目を通していただきたいと思います。

妻へ

魂は生きてお前のそばに戻る。長い間誠に御苦労であった。辛くばかりお前に当って本当にすまなかったが、私はしあわせであった。

先に行ってお前の席をとって待っている。子供の事は呉々もよろしく頼む。お前が無事に幸福な日々を送ることを見守っている。

悲しむな。嘆くな。人の世は皆こんなものだ。

子供の事、呉々もよろしく頼む。達者にせいよ。苦しかったが、また楽しかったな。過ぎし日の楽しかった事を思い起こして日々を暮らせ。子供は一日ごとに大きくなる。思い出したら佛様にお参りせい。

私の体は死んでも魂はお前のそばに戻る。

子供の成長を楽しみにして待てよ。

さようなら

野沢古次郎

この手紙は、私が鹿児島を訪れた際に立ち寄った、知覧特攻隊記念館で目にしたものです。野沢古次郎さんという特攻隊員が、出陣前に妻に宛てて筆を執ったものを掲載させていただきました。

この野沢古次郎さんは、病気や怪我や事故ではなく、健康であるにもかかわらず、お国のためという理不尽な名目のもと、極限的な状態で死を迎えることになるわけですが、手紙の中にある、死を目前に控えた彼の姿勢からは、多くのことを学ぶことができます。軍事が活発なアメリカにも、「塹壕《ざんごう》の中に無神論者はいない」ということわざがありますが、死を目前にした人間は、常にスピリチュアル（霊的に目覚めた状態）になります。それは病気だろうが、戦場の第一線だろうが関係はないようです。

そして、この霊性が私たちの存在のバランスを保つのに大きな役割をはたすようです。私たちの命というものには絶対的な保証はありません。

逝く者も残される者も、自分たちの魂や意識をどのようにとらえ、どのように死のプロセスに向き合うかという心がまえを持つことは、私たちの存在にどのように癒しをもたらすかということに通じると言えるでしょう。

がんをバロメーターとして、バランスを取りながら生きる

私が初めて、サイモントン療法に参加した会場に、ひときわ目を引く患者がいました。小柄でしゃがれ声を持ったエネルギー溢れる、ルスという名の50代の女性でした。

彼女は25年前、卵巣がんから全身に転移し、主治医から余命2週間という宣告を受けました。彼女いわく、「私の右足の大きな親指以外には、どこを開いてもがんがあった」ということです。その表現が大げさであるにせよ、たとえどのような状態でも人々に希望を与えることを仕事とするサイモントン博士ですら、彼女を初めて診たときは、「いくら何でも……」と思ったそうです。

当時、彼女は経済的に不安定で、人間関係も食生活もめちゃくちゃ、さらに麻薬漬けだったそうです。サイモントン博士が、なぜ自分のところに来たのかとたずねると、父親にそう言われたから来たと答えたそうです。

その答えを聞いて、サイモントン博士は即座に、「これはうまくいかない」と思ったそうです。恐らく、若き日の彼は、彼女が残された時間を平穏に暮らすための指導に徹しようと決心したのではないでしょうか。

ところが、サイモントン博士が無理だと思っても、彼女自身はそうは信じていませんでした。彼女は「どのような状況でも私は治る」と信じたのです。また彼女は、父親を心底信頼していたので、父親がすすめるドクターなら治るに違いないとも思っていました。

そしてその結果、25年後の今も元気に生活しています。この間、彼女は二度の再発を経験していますが、そのたびに初心に返り、自分の本性に向けて軌道修正をしています。がんをバロメーターとして、バランスを取って暮らしているとも言えるでしょう。

彼女は乗馬が大好きで、馬に触れているときは、人生でこのうえない喜びを感じるそうです。二度目の再発がわかった直後、彼女は当時つき合っていたパートナーの男性と乗馬に行きましたが、楽しんでいる彼女に向かってそのパートナーは、「君は、自分のがんをもっと真剣に考えたらどうなんだ。馬に乗っている場合なんかじゃないだろう」とたしなめたそうです。

そのとき彼女の取った行動はというと、さっと馬から降りて、つかつかと彼の前まで歩み寄り、ひと言、「私は、今晩死ぬ準備ができている。あなたはどうなの？」と言い放ったのです。そしてそれ以来、二度と彼とは会っていないそうです。

私が、ルスと一緒に参加したセッションには、30歳近い彼女の娘さんも参加していました。娘さんは歌が大好きで、ある夜、施設内のチャペルでピアノを弾いていた私にアヴェ・マリアの楽譜を手渡し、伴奏してほしいと依頼してきました。

翌日、彼女は、私の伴奏でみんなの前で、母親のために歌を捧げました。彼女の透きとおったソプラノのハーモニーを聴きながら、ルスは目を閉じて優しい笑みを浮かべていました。「今日は、死ぬのに最高の日ね」——そんな心境だったのではないでしょうか。

みなさんもぜひ、これらの情報を有効に活用して、自分自身の健全な死生観をはぐくんでみてください。

真に取り組む意味のあること

アメリカ先住民の言葉に、「あなたの命が永遠であるかのごとく生きなさい。そして、今日死を迎えてもよいかのごとく生きなさい」という言葉があります。この言葉は、私たちが豊かに生きるための秘訣となるでしょう。もし、自分の命が永遠であったなら、私たちはどのように日々を過ごすでしょうか。

また、今日死を迎えるとしたら、どのように1日を送るでしょうか。その答えは、今このとき、自分がするべきことを教えてくれます。

多くの患者が、永遠の命が保証されたら、やらなければならないことにとらわれてあくせく働くのではなく、ゆったりと日々を過ごすと言います。そして今晩、死を迎えるのであれば、これも同様にゆったりと過ごし、大切な人や愛する人に感謝や愛情のコミュニケーションをすると言います。

これは、私たちに日頃欠けているものであって、真に取り組む意味のあることと言えるでしょう。そして、このように日々の生きる姿勢に違いをつくることが、私たちの健康にも違いをもたらすことになるのです。

死の臨床研究の第一人者である、エリザベス・キューブラ・ロス博士は、死の過程とは、繭から蝶が孵化するようなものだと教えています。物理的な制限から解き放たれて、自由に大空を飛ぶような体験だそうです。

そうであるなら私たちは、蝶になることを闇雲に恐れ、できるだけ蝶にならないことにエネルギーを注ぐのではなく、自然のプロセスを信頼し、自分自身を母なる自然に委ねながら、蝶になるまでの繭の中の時間を、いかに充足させ、豊かに過ごすかが大切となってくるのです。

仏教では人生の四大苦として「生老病死」をあげています。興味深いのは、老いたり病んだり死んだりすることが苦しみだということは簡単にイメージできますが、「生きる」ことも苦しみに入っているのです。要はすべて並列ということです。この生老病死は不運な人間のみに例外的に与えられる機会ではなく、生きる者全員に起こる機会で、人類の祖先もみな経験してきたことです。ということは、裏を返せば、人間、みんなが乗り越えられるものでもあるということです。生老病死の過程を豊かに送ることは可能です。

自然界や宇宙は、死も含め、何ひとつとして無駄なことや意味のないことはない、と信頼しましょう。今、起こっていることや、これから起こることにはすべてに意味があり、短期的また局所的に見たなら好ましくなく不都合に思えることも、長期的または全体性を見たときに価値のあることが起きていると信頼しましょう。

死の恐怖から解放されるメディテーション

このメディテーションは、死の恐怖にとらわれることで、いたずらに失ってしまったエネルギーを取り戻し、生き抜くエネルギーに転換するものです。死に対する不健全な信念を健全なものに変え、リラックスして人生と死に向き合うことを可能にしてくれます。

楽に呼吸をしながら、呼吸に丁寧に注意を向けていきます。
息を吸いながら、入ってくる息を丁寧にたどります。
息を吐きながら、出ていく息を丁寧にたどります。
吸いながら、頭の中で「吸っている」と唱えてみます。
吐きながら、頭の中で「吐いている」と唱えてみます。
そして、自分自身に優しく微笑みかけます。
吸いながら、風が鼻を通り、胸やお腹が膨らむのに気づきます。
吐きながら、胸やお腹がへこみ、風が鼻から抜けて外へ出ていくことに気づきます。
呼吸に丁寧に注意を向けていくことで、身体も心も徐々にリラックスしていきます。
息を吸いながら、呼吸がゆっくりなのに気づきます。
息を吐きながら、呼吸が深いのに気づきます。

吸う息とともに、宇宙から新鮮な良いエネルギーを吸い込みます。
吐く息とともに、あなたの中の古く不要になったものすべてを吐き出します。
今、この瞬間、あなたは宇宙とともに呼吸をしています。
今、この瞬間、あなたは新しいあなたに生まれ変わっていきます。
楽に呼吸をしながら、リラックスした状態で、
今、あなたが安全で守られていて心地よい場所にいることを想像します。
そこは実在する場所かもしれませんし、想像の中だけの場所かもしれません。
どちらでも、そこが安全で守られていて心地よい場所です。
優しく、温かく守られる場所です。
しばらく、その場所に身を置きます。
聞こえるもの、想像するもの、すべてがあなたをリラックスに導きます。

（1、2分間置く）

安全で、守られていて、とても心地よいところにいながらリラックスした状態で、
この「時」が永遠に流れていることを想像してください。

私たちが生まれる前から、そして死を迎えた後も、
ずっと永遠に、このときが続くことを想像してください。

そして、その永遠のときの中の、あなたの人生を振り返ってください。

どんな人生だったでしょうか？

うれしいこと、悲しいこと、楽しいこと、つらいこと、いろいろな経験があったでしょう。

すべての経験は今、ここにあなたが存在するために必要で起きたことです。

その過去を、すべて称えてあげましょう。

そして、今、このときからあなたが未来に向かって進んでいくことを想像してください。

徐々に歳を取っていきます。

そして、あなたが死を迎えるであろう年齢を想像して、
今、その歳に向かって、徐々に時間が経過していることを想像してください。


それでは今、あなたが死を迎える1年前にいることを想像してください。

調子はどうでしょうか？

日々の生活に、何が起こっているでしょうか？

死を迎える1年前において、あなたは死を受け入れる準備ができているでしょうか？

もし、準備ができていないのであれば、
その準備をするために、いったい何をしたらよいのでしょうか？

では、あなたが死を迎える6カ月前を想像してください。
調子はどうでしょうか？
日々の生活に、何が起こっているでしょうか？
死を迎える6カ月前において、あなたは死を受け入れる準備ができているでしょうか？
もし、準備ができていないなら、
その準備をするために、いったい何をしたらよいのでしょうか？

では、あなたが死を迎える1カ月前を想像してください。
調子はどうでしょうか？
日々の生活に、何が起きているでしょうか？
死を迎える1カ月前において、あなたは死を受け入れる準備ができているでしょうか？
もし、準備ができていないなら、
その準備をするために、いったい何をしたらよいのでしょうか？

では、あなたが死を迎える1週間前にいることを想像してください。
調子はどうでしょうか？
日々の生活に何が起こっているでしょうか？
死を迎える1週間前において、あなたは死を受け入れる準備ができているでしょうか？
もし、準備ができていないなら、
その準備をするために、いったい何をしたらよいのでしょうか？

では、あなたが死を迎える1日前にいることを想像してください。
調子はどうでしょうか？
日々の生活に、何が起きているでしょうか？
死を迎える1日前において、あなたには死を受け入れる準備ができているでしょうか？
もし、準備ができていないなら、
その準備をするために、いったい何をしたらよいのでしょうか？

では、あなたが死を迎えるその日にいることを想像してください。

あなたはどこにいますか？
あなたの周りに誰がいますか？
どのような会話が持たれていますか？
調子はどうでしょうか？
この死を迎える当日、あなたには死を受け入れる準備ができているでしょうか？
もし、準備ができていないなら、
その準備をするために、いったい何をしたらよいのでしょうか？

それでは、今、あなたが死の瞬間そのものにいることを想像してください。
リラックスしましょう。
すべてはうまくいきます。
あなたのことを見てくれている人も、ケアしてくれている人も、
みんな大丈夫です。
足のつま先のほうから徐々に無感覚になってきて、
エネルギーが頭の上のほうへスーッと抜けていきます。
そして「リラックス」。

楽しいこと、すばらしいことを想像してください。
ワクワクすることを想像してください。
頭の上からエネルギーが抜けて、明るい光の中に入っていきます。
あなたの魂が、その光とひとつになって身体を去り、
身体の上に漂っていることを想像してください。
そして、今は抜け殻となった身体を見てください。
あなたの魂が、その光とひとつになり、空高く登っていくことを想像してください。
その暖かい癒しの光とあなたの魂がひとつになって、
どんどん高く上っていくことを想像してください。
あなたの魂が、その暖かい癒しの光とひとつになって、
とても心地よい状態でどんどん高く上っていきます。
そして雲を超え、やがて地球の弧が見えるくらい高いところに来ました。
その暖かい癒しの光の中にいて、あなたの魂が光とひとつになり、心地よさを保ちながら、
どんどん高く上り、地球全体が見渡せるほどまで上ってきました。
この暖かい癒しの光の中で、あなたの魂が光とひとつとなり、とても心地よい状態で
地球を見渡しながら、あなたの人生を振り返ってみてください。

人生を振り返って、あなたがもっとも感謝したことは何でしょうか？

人生を振り返って、あなたがもっとも後悔したことは何でしょうか？

「ああすればよかった」、または「こうすればよかった」と思ったことは何でしょうか？

人生を振り返って、もしもう一度人生を送ることができるのであるとすれば、
今後の人生で、あなたにとって真に大切なことは何でしょうか？

それでは、今、あなたの魂が徐々にまた地球に近づいてきていることを想像してください。

どんどん近づき、やがて雲を超え、
今、あなたのいる建物の上まで来ることを想像してください。

ゆっくり、そっと、あなたの魂が、部屋の中に戻ってくることを想像してください。

ゆっくり、そっと、魂があなたの身体の中に戻ってくることを想像してください。

それでは、徐々に通常の意識に戻ってください。

あなたが今いる部屋のことを想像してください。

音を意識してください。

光を意識してください。

呼吸を意識してください。

準備ができたら、ゆっくり目を開けてください。

7章

サポートとコミュニケーション

Image control method for cancer care

癒しの過程に大きな影響を与えるサポーター

患者の多くが、自分の人生の中で意味あることのひとつに、「近しい人との人間関係」をあげています。あなたをサポートしてくれる人たちがいれば、それはあなたにとって〝意味ある人間関係〟になるでしょう。

そして、人生の中でもっとも困難なときは、その近い人間関係でのコミュニケーションがうまくいかないときです。コミュニケーションがうまくいっているなら、それはとてもよいサポートを受けていると思ってください。

そして、コミュニケーションがうまくいっていないときは、大きなストレスの根源となります。サポーターとの関わりは、癒しの過程に大きな影響を与えます。

患者とサポーターとの間でもっとも起こりやすい問題は、患者が得たいサポートが、必ずしも得られないこと、あるいはサポーターが与えたサポートに患者自身が満足しないことです。

真のサポートとは

患者をサポートをする際、間違いを犯しやすく非生産的なことは、自分が相手に出してほしい結果をサポートしてしまい、サポートしている患者本人が出したい結果を無視してしまうことです。これは、真のサポートとは言えません。

真のサポートは、自分が相手に出してほしい結果ではなく、患者本人が出したい結果をサポートすることです。なぜならば、本人がよいと信じていないことに取り組むことは大きなストレスであり、望んでいないことを行なったところで、望む結果が出なかったら、これはさらに関係を悪化させることになり、癒しの過程の妨げになります。

日本で初めて、サイモントン療法の6日間の合宿プログラムを開催したとき、スキルス胃がん末期の40代の女性患者が参加されました。彼女は、交通機関すら利用できないほど衰弱していたため、ご主人のワゴンカーで横になったまま会場に到着しました。ひとりで歩くことはおろか、表情には血の気もなく、やせ細った彼女は、言葉を発することもやっとという状態で、横になったままセッションに参加していました。

そこで彼女は、夫との関係で自分自身を抑圧し続けてきたことに気づきました。言いたいことも言わずに我慢し、家計のやりくりも夫に文句を言われないよう、食べたいものも我慢して、自分のしたいことではなく、常に夫の指示に従順にしたがって生きてきました。そして、それを幸せだと感じたことはありませんでした。唯一の救いは、夫の母親が、彼女に対してとても理解があり、思いやりをかけてくれるよきサポーターだったことです。ところが、義母が病気で他界し、すべてを失ったと絶望感に苛まれる日々を送っているうちに、がんを発症しました。闘病生活がはじまりましたが、常に夫が治療方針を決め、それにしたがっていました。

夫は自然療法を信じ、玄米菜食の日々が続いたのですが、この療法が彼女に大きなストレスを与えました。それでもNOとは言えず、虚無感にとらわれながら日々をうつろに過ごし、現在に至ったとのことでした。

彼女はセッションを通して、自分の人生の大きな喜びのひとつに、おいしいものを食べることをあげました。そして、自分に設けてきた制限を取り外し、夫の望む方法ではなく、自分自身が望む方法で生きてよい、と許せるようになると、瞳に輝きが戻りました。

そして、セッションがはじまって3日目、彼女は自分の足で歩いて食堂へ行き、バイキングの昼食を山盛りにしてペロリと平らげたのです。

さらに驚いたことに、彼女は再び席を立ち、おかわりをしに行ったのです。スタッフ全員の箸が止まり、お互いに顔を見合わせました。顔に血を取り戻した、力強く新しい彼女が誕生したのです。

それ以来、彼女はセッションでも積極的に発言をするようになりました。夫はこの様子に少し困惑したようです。セッションから2週間後、彼女から連絡がありました。検査をした結果、胃にあった原発の腫瘍は劇的に退縮し、全身に転移していたがんはすべて消えていたとのことです。

サポーターにとっての重要事項

左記は、サポーターにとって大切なことです。

1．サポーター自身のニーズを明確にして満たす

サポーター自身も、自分の欲求は何か、そしてそれが今必要か、後でも大丈夫かということを明確にしたうえで、行動を選択するようにしてください。基本的に、サポーターのニーズが満たされていることは質の伴ったサポートを行なううえで欠かせません。もし、自分の欲求を満たしていなければ、エネルギーが低下するため、効果的なサポートはでき

ません。

2．自分が相手に出してほしい結果ではなく、相手が出したい結果をサポートする

私たちは自分が安心したいために、相手に自分の望むとおりの結果を出してもらうよう無意識な働きかけをしてしまいがちです。ただし、それは真の相手へのサポートとは言えず、自分のサポートとなってしまい、相手にストレスをもたらす可能性があります。

患者さんが望むサポートは何かを確かめて、それが実行可能であれば行ない、無理があるものは、その旨を伝えます。もちろん、自分と相手のニーズや治療方針などに齟齬があれば、後述の健全なコミュニケーション法を活用して解消していくことが可能です。

3．相手のニーズをたずねるコミュニケーションをする

サポーターとして大切なコミュニケーションは、「何かできることはありませんか？」と相手のニーズをまず聞くことです。そしてその後、黙って相手の話をよく聞くことに注意を向けるようにしてください。

また、相手のニーズを推測しないこと、たとえ相手が推測をしてほしがっているのがわかっていても、あえてそれをせず、健全な意思疎通を促すことが大切です。

4. 説得ではなくシェアする気持ちで接する

コミュニケーションがとくに険悪になってしまうのは、サポーターから見て、患者が健康のためによくないことをしたり、よいことや、しなければならないことをしていないと感じるときです。

このような場合は、断定的にものを言ったり、あるいは怒りからのコミュニケーションに陥りがちです。また、相手を説得して、自分の思いどおりにしようと無意識にコントロールしてしまいがちです。これも、非生産的なコミュニケーションです。説得ではなく、シェア（分かち合う）の姿勢で向き合いましょう。

5. 生産的なコミュニケーションの時間を取る

もっとも効果的な方法は、週に2、3回、きちんと時間を設定してコミュニケーションを行なうことです。これは、患者とサポーターにとって重要な問題を話し合う時間であり、世間話の時間ではありません。この場合、相手に愛情を持ちながらコミュニケーションすることを心がけてください。

次に紹介するのは、臨床心理学者のマーシャル・ローゼンバーグによって開発された非暴力的コミュニケーション（NVC）です。ローゼンバーグは、コミュニケーションの質を高めるために大切なことは次の4つのステップだと説きます。

①自分の観察から話をする（判断や批判をしない）
②自分の感情を伝える
③自分の欲求を伝える
④相手に依頼をする

観察からものを言うということは、具体的には、「**私から見て**、あなたは休息を取っていない生活をしているように**見えます**」、「**私が見たところ**、この2、3日の間、自分の時間を取っていないように**見えるのですが**」といったコミュニケーションです。

逆によくない例は、「あなたはぜんぜん休息を取っていない」といったものです。これは、判断であり断定です。なるべく、物事を決めつけることは避けるようにしましょう。観察も間違っているところがあるかもしれませんが、断定や判断はしていません。

また、批判を込めた言い方をしないことも大切です。「もう少し外に出なさいよ」と言うより、「もう少し外に出たほうがいいように見える（思える）」と言うことです。同じことを言っても、まったくトーンが違います。まず観察から述べて、自分の感想、気がかりを述べることが大切です。

「私から見ると、あなたは3日に1回しか自分の時間を取っていないように見えます。すると、あなたが悪くなってしまうのではないかと私は不安になるし、恐怖を感じます。1日に短い時間でいいから、2回くらい自分の時間を取って休んでほしいと思いますが、そうしてもらえませんか?」と言うようにしましょう。

このコミュニケーションは、「①私から見ると、あなたは3日に1回しか自分の時間を取っていないように見えます。②私は、あなたが悪くなってしまうのではないかと不安になるし、恐怖を感じます。③1日に短い時間でいいから、2回くらい自分の時間を取って休んでほしいと思いますが、④そうしてもらえませんか?」という4ステップのコミュニケーションのかたちを取っています。

このようなコミュニケーションと、私たちが通常行なっているコミュニケーションとは大きく異なります。私たちのコミュニケーションは、断定と批判と怒りと命令に占められていることが多いものです。他者の命令に喜んでしたがう人などいませんが、このような非効率的なコミュニケーションは長い間、私たちの社会で日常的に使われてきました。これは、私たちの苦悩の大きな根源となっています。

次は、多くのサポーターが患者に対して感じている問題点です。

- 自分ではなく、他人のことばかり心配する

・基本的にいろいろな事を気にしすぎる
・自分自身をきちんとケアしない
・他者をケアすることにエネルギーを使いすぎる
・忙しすぎる
・静かになれる自分自身のための時間を取っていない
・治療方針の不一致
・食事法についての意見の不一致
・運動に関する意見の不一致
・さまざまなことに対して簡単に狼狽する
・さまざまなことに対してNOと言えない

これらを、効果的にコミュニケーションする術を身につけていきましょう。

6．結果への執着の問題

この部分は、さらにむずかしいものです。これは、患者自身の「何が何でも健康にならなければ」という結果への執着です。

健康に取り組むときに大切なことは、自分自身が「健康になりたい」と願うこと、すなわち健康への希望ですが、その希望を抱くと同時に、**「今日、死んでもいい」という執着を手放す姿勢をはぐくむことが大切**です。

病気であろうがなかろうが、「今日、死んでもいい」という気持ちをつくることはたいへん重要で、このことを意識することで、今日、この日を自由に生きるという選択ができるようになります。このような姿勢が定着していると、世界中で何が起きようが、自分の周囲で何が起こっていようと、自分が自分のために今、ここで何をすればいいかがわかり、混乱することがなくなります。

執着を手放すということは、諦めるということではありません。執着を捨てても希望を持つことはできます。これは大切な姿勢です。諦めは、対象に気を配ることをやめることですが、執着を手放すということは、結果がどうであれ、対象にまだ思いやりや愛情を持って接することができる状態です。

サポーターやセラピストとして、サポートするときに大切なことは、「あの人に健康になってほしい。しかし、たとえ悪くなっても、または死んでも大丈夫だ」という姿勢を持つことです。多くの人がこの部分に問題を抱えています。

サポーターは、患者に向かってわざわざこのことを口に出して言う必要はありませんし、そうすることは賢明ではありません。しかし、自分自身が理解をしておくことは必要

希望	執着
「〜したい」「〜しよう」	「〜ねば」「〜べき」
エネルギー（気）アップ↑	エネルギー（気）ダウン↓
望む結果が得られなくても許容できる	望む結果が得られないことは許容できない
健全思考がベース「何が起きても大丈夫。すべてのことには意味がある」	不健全思考がベース「何が何でも思いどおりに成し遂げないと物事や人生は機能しない」
リラックスした状態	ストレスのある状態

です。

それによって、サポートされている側にプレッシャーがなくなり、自由が表われるようになるからです。専門家としてであれ個人的にであれ、サポートをするときに執着が出てくると大きな問題を抱えることになります。サポートしている人が、たとえ悪化しても、あるいは死を迎えても大丈夫という心積もりを持っておくようにしてください。そして、希望を持って健康へのサポートを行なってください。

仏教の教えでは、執着ほど人間を苦しませるものはないと言われています。そして人間が抱く執着は、生命に対する執着ではなく、考え方に対する執着だということです。「考え方を曲げるくらいなら、死んだほうがましだ」という姿勢と言えるでしょう。

上の表は、希望と執着の違いをまとめたものです。自分が持っているものが、希望なのか執着なのかわからなくなったら、照らし合わせてみると役立つでしょう。

自分自身の状態はどうでしょうか？　執着があった場合は、その根底にある不健全思考を健全思考へとスイッチを切り換えることによって希望に変えるようにしましょう。

7．サポートシステムの拡大と充実

サポーターも、サポートシステムの輪を拡大し、充実させてください。サポートシステムにわざわざたくさんの人を入れ込む必要はありませんが、質の高いサポーターを必要なだけそろえることは大切です。自分のサポートを、家族やパートナー以外にも求め、サポートの輪を整えてください。

自分のパートナー以外に、ひとりでも多くのサポーターを取り入れられれば、それはすばらしいことです。それが2人になれば、大きな違いになるでしょう。サポートシステムに質の高い人間が増えれば、それだけ安心できるようになるはずです。それによって、サポーターのプレッシャーも緩和することができます。

たった1人のサポーターで、すべてを支えなければならないとしたら、これはたいへんなプレッシャーです。これは、専門家の人についても言えることです。

ぜひ、自分自身をサポートしてくれる人を見つけておくようにしてください。日常的に人を助けている人、それを専門家として行なっている人は、人から助けられることを嫌う傾向がありますが、それは、われわれサポートをする人間の健康を害することにつながり得るのです。

8. 遊ぶことを忘れない

「遊び」は、病気になったときには忘れがちなことで、もっとも大切なことです。遊びの価値をきちんと評価しましょう。遊んでいるとき、私たちのエネルギーは向上し、世の中の見方が変わります。

しかし、「遊び」は私たちの社会では快く受け入れられず、蔑ろにされている部分でもあります。病気のあなたが遊んでいるのを他の人が見たとき、その人は「あら、○○さん、お久しぶり。こんなところで何しているの？　あなたは、もっと健康のためになることを考えたほうがいいんじゃない？」と言うかもしれません。

また、サポーターである家族が、患者をサポートせずに遊んでいたら、なおさら世間の風当たりは強いものになるかもしれません。

サイモントン博士は20年前、死期が迫っていた父親のサポーターとして、家族の中でも中心的役割をはたしていました。とてもたいへんだったこの時期、彼はすばらしい友人に恵まれていました。

平日は働き、金曜日の夜に家族のもとに帰って父親をサポートし、日曜の夜に自宅に戻ってくるという生活を繰り返していた彼が、ある日曜日の午後、家に帰り着くと、友人4人が彼の家の前で待っていました。

友人は、「サプライズがあるから車に乗れよ」と言って車を走らせ、彼を湖に連れて行きました。そこには、小さなヨットが準備されていました。友人たちは、サイモントン博士がヨットが好きなことを知っていてくれたのです。8月のとても気候のよい夕刻でした。波もなく、おいしいワインとチーズが用意されていて、素敵な夜のクルージングがはじまりました。

しかし、船が岸を離れて間もなく、サイモントン博士は急に気分が悪くなりました。それまで、嵐の海でも酔ったことがなかったのに、鏡のように凪《な》いだ小さな湖で船酔いになったのです。すぐに、その気分の悪さにどのような気持ちが隠れているのかを探ったところ、「私はここにいるべきではない」、「こんなところで遊んでいるべきではない」、「家族が病気で苦しんでいるときに、こんなことをしているべきではない」と考えていたのです。

そこでサイモントン博士はすぐ、「私はここにいることが必要なんだ！　私には楽しみが必要だ！　私は家族をサポートするための力が必要なのだ!!」と心の中で叫びました。と、その瞬間に不快感は解消され、その後はクルーズを心から楽しむことができました。そして、そこで蓄えたエネルギーを持って、効果的に父親のサポートをすることができました。

ここで大切なことは、自分自身の気持ちに正直になって、自分の基本的な欲求を満たしてあげるということです。ここで、他人に正直になる必要はありません。わざわざ、「みんながお父さんのサポートをしている間、僕はセーリングに行ってきたよ」と報告する必要はないのです。自分にとって大切なものを、自分自身が守ってあげてください。

サポートをするには、ときとしてたいへんなエネルギーを使います。そのためにエネルギーを蓄えることも、サポーターとしての仕事であることを知っておいてください。

9．自分自身の中の叡智にしたがってケアすること

サポートをするときに迷いが生じたら、あなたの内なる叡智に助けを求め、自分がどうしたらいいのかをたずねてください。そしてその導きにしたがってください。

8章

2年間の健康プラン

Image control method for cancer care

なぜ、健康プランを作成するのか

これまでに得た情報を統合、活用して、具体的に健康の道を歩むための行動プランを作成してみましょう。

通常、何らかの計画を立てるとき、私たちは「短期間」に、「より多くのこと」を効率よく達成することを優先させがちです。しかし、ここでみなさんにおすすめする「2年間の健康プラン」は、そのようなアプローチはしません。

ここでは、計画に取り組めば取り組むほど、人生に喜びと穏やかさが取り戻され、日々リラックスして楽しく過ごせる計画の立て方を学んでいただきます。そのために、まず期間は1年ではなく2年にします。ここで、物足りなさを感じる方もいるかもしれませんが、多くの方はプレッシャーが取れるのではないでしょうか。

2年後のプランを見たとき、プレッシャーを覚えるのではなく、「ワクワクする」、「リラックスする」という感覚が得られるようなものに仕上げます。「たいへんだ」、「やらなくっちゃ」と思うのであれば、それは好ましくありません。できるだけ喜びや楽しみやエネルギーが湧き上がってくるものにしてください。苦手を克服したり、負担がかかるようなプランにしないように注意しましょう。

プラン作成上の注意事項

「健康プラン」を作成するにあたって、以下が大切な事項となります。

1. 失敗のないプランにすること

このプランは、今まで私たちがつくってきた高い目標を短期間で達成するというものではなく、楽しさやゆとりを自分自身に与えるプランです。そのためには、失敗しない設定をすることが大切です。項目にあげたものの頻度や程度は、必ず自分が達成できるものにしてください。

また、このプランはやりがいや喜びを感じるものにしてください。今までのような、苦手を克服するようなものにしないことです。失敗の歴史をさらに積み上げるようなものにしないようにしてください。

2. 項目の枠組みにとらわれない

この項目は、便宜上6つの項目に分かれていますが、その枠組みにとらわれないでください。「人生の目的」、「遊び・レジャー」、「運動・肉体的活動」、「周囲のサポート」、「食生活・栄養」、「創造的思考」の項目を設けていますが、その優先順位は、自分のやりたいものやワクワクするもの、簡単にできるものから選んでください。

また、項目の分類にもこだわらないでください。人によっては「読書」が、「遊び」や「創造的思考」や「人生の目的」になるかもしれません。あくまで、自分自身の解釈で行なってください。

3．すでに行なっているもの、簡単なものから選ぶ

このプランの項目には、自分がすでに行なっていて、慣れているものから選んでいくとよいでしょう。新しいことにチャレンジするのもいいのですが、自分が楽しく楽にできるプランにしてあげることが大切です

4．簡単にできるようなプランする

今、自分が行なっているものであれば、その頻度と時間の目標は、現在の半分程度に設定してください。もし、ウォーキングを毎日30分しているなら、プランには週3回、1回

15分と設定してください。初めてチャレンジするものなら、最低ラインのさらに半分に設定して、簡単にクリアできるようにプランしてください。

5. 喜びと病気の恩恵をプランに盛り込む

このプランには、あなたの喜びと病気の恩恵をきちんと盛り込むようにしてください。自分の人生に意味をもたらすものと、病気になったことで得られたものをプランに盛り込んでいきます。

なぜなら、病気というものは、私たちに本来の自分に還るように伝えてくれるメッセンジャーだからです。そのメッセージとは、この喜びや病気の恩恵をきちんと自分の中に取り入れて、本来の自分を取り戻してほしいというものです。プランの上部に喜びのリストと病気の恩恵のリストを書いておき、プランに積極的に取り入れ、健康になってからも、その恩恵をきちんと自分自身に与えていくように心がけてください。

6. フレキシブルに楽しむ

このプランにあげたものの頻度や時間は、最低限のラインで書くようにしてもらっていますが、枠を決めたらからといって、そのとおりにしなければならないというわけではありません。自分がしたいと思うのであれば、それ以上してもいいし、逆に減らしてもかまいません。ただし、決めたプラン以上にやりたければ、自分自身の肉体的、精神的限界を尊重して、慎重に取り組んでください。

7．書き換えることを許す

実際にやってみて、不都合が出たときにはいくらでも書き直してください。興味が変化したり、やれると思っていた頻度や時間に負担があったり、物足りない場合もあるからです。そのようなときには、随時書き換えてください。また、書き直すことができるように、プランは鉛筆で書き込むようにしてください。

8．イメージを活用する

物理的に動けない場合には、それを行なっていることをイメージするようにしてください。イメージワークをすることで、それを行なっているのと同じ効果を得ることが可能です。イメージを活用して、その効果を活用するようにしてください。

9．自分が能動的に行なうことをプランする

相手にしてもらうことではなく、自分自身ですることを考えてください。たとえば、「周囲のサポート」は、相手からの行為という色合いが強いのですが、自分から電話をする、あるいは自分が出かけて行って一緒に食事をすることなどをプランしましょう。

10. 自分の健康のために行なっているという意図を持つ

この健康プランで行なっていることは、自分が健康になるために必要なことなのだという意識をきちんと持って行なってください。意識的に取り組むのと惰性で行なうのとでは、同じ時間と労力を使っても、効果はまったく違ってくるからです。

11. 楽しみ、喜びのプランにする

このプランは、楽しみ、喜びのプランにするように気をつけてください。今までのように、枠組みや規制や苦しみのプランにならないようにしてください。簡単で達成感があり、やりたいことと楽しいことで埋め尽くされているものに仕上げてください。

12. 希望と執着に気をつけてプランする

「〇〇したい」という希望のラインを大切にしてください。「〇〇しなければ」という執

着のラインで物事を決めないようにしてください。人によっては、最初は「〇〇したい」という希望のラインからはじめたのに、しだいに、「〇〇しなければ」の執着のラインに突入している人もいます。希望のラインはきちんと守りましょう。

いざ実践してみて、しだいにプレッシャーを感じるようになったら、執着とその下にある不健全な思考を見て、それを書き換えるようにしてください。

13．健全なプランにする

プランを見たとき、ワクワクしたり楽しさや希望が湧くか、またはプレッシャーを感じたりうんざりした気分にならないかをよく吟味してください。不健全な感情が湧いてくるときには、その下にある思考を探って書き換え、そのうえで、そのプランを健全なものに書き換えるようにしてください。

14．書き換えることに敗北感を持たない

プランを書き換えることに対して敗北感を感じたら、まだ自分が執着を持っていることに気づいてください。書き換えることを、喜んで受け入れてください。

（注）「2年間の健康プラン」は、途中で変更してもいいように鉛筆で作成してください。執着するためのプランではなく、希望を持って、自分自身を健全に方向づけるためのプランであることを忘れないようにしましょう。

＊

それでは、プランの作成をしてみましょう。具体的なプランの例を232ページに掲載しましたので、それを参照しながら順を追って書き込んでみてください。

プランシートを埋めるにあたって、便宜上、私たちが健康的な生活を送るのに必要と考えられる基本的な6つの項目（人生の目的、遊び・レジャー、運動・肉体的活動、周囲のサポート、食生活・栄養、創造的思考）に分類しました。それぞれの項目に関連づけられる活動を決め、それらの活動をどれくらいの頻度と期間で行なうかを記入していきます。項目の説明は、以下のとおりです。それぞれ項目に優劣はありません。

〈健康的な生活を送るために必要な6つの項目〉

①人生の目的

「今、自分がここにいる意味は何か？」という質問に答える活動です。これには、あなたの職業や家庭での役割、地域活動、宗教活動、さらには生きがいや刺激を与えてくれる、さまざまな活動が含まれます。

②遊び・レジャー

説明するまでもありませんが、喜びの感情を呼び起こすもの、「ワクワク」感じるようなすべての活動を指します。

③運動・肉体的活動

心拍数を高めて深呼吸を促す、身体を使ったあらゆる活動が含まれます。仕事と遊びにも、そのような活動が含まれるかもしれませんが、運動とは別の行動としておくことが大切です。

④周囲のサポート

家族や友人、カウンセラー、教会のグループ、サポートグループ（ボランティアグループ）など、あなたを元気づけ、サポートしてくれる人々との関わりや時間を指します。

⑤食生活・栄養

ここでは、「何を」、「なぜ」食べているのかに焦点を当てます。また、食べ物や飲み物、ビタミン剤などに対して、より健全な改善を図ります。

⑥瞑想的時間（クリエイティブ・シンキング。メディテーション／ビジュアライゼーション等）
より具体的なリラクセーション、あるいはメンタル・トレーニングの方法や形態です。また、人生に望む結果や状況をイメージする技法、あるいはそれらの要素を習得する機会です。

（1）それぞれの項目を表の項目欄に埋め、2年後の達成目標を決めます。
このとき、「喜びのリスト」と「病気の恩恵リスト」の内容が含まれるように意識してみてください。また、選ぶ際に自分にとって一番大切で簡単にできるものから選びます。

優先順位を決める際、次の2つのことを参考にするとわかりやすいでしょう。
・過去に、自分がそれぞれの項目に費やした時間はどれくらいか？
・自分をワクワクさせてくれる項目は何か？
そして、2番目、3番目と、順に6つの項目を選んでいきます。

（2）第1項目の2年後の目標設定を行ないます。続いて、同項目の3ヵ月、6ヵ月、9ヵ月後の目標設定をします。それぞれの活動内容の頻度と時間を意識して記入してください。目標を立てるとき、最初の3ヵ月間は、簡単にできる頻度と量・時間を設定してください。すでに取り組んでいることであっても、その半分の頻度と時間で埋めていくようにしてください。

たとえば運動の項目で、毎日1時間のウォーキングをしている人であれば、最初の3ヵ月は週に3回、30分といった具合です。これは、それしかやってはいけないということではなく、最低それだけを達成すれば、健康プランを歩んでいるということです。失敗することなく、楽に着実に目標を達成していってください。

（3）第2項目の2年後の目標を設定します。続いて、同項目の6ヵ月、9ヵ月と順番に目標設定をします。最初の3ヵ月のコマは黒のアミがかけられていますが、これは最初の3ヵ月は取り組む必要はないという意味です（もちろん、取り組みたければ取り組んでもけっこうです）。ですから、4ヵ月目から開始すればよいということです。

（4）以降、（3）の要領で、各項目と目標設定を埋めていきます。

(5)すべてを埋め終わったら、いったんやめて、2年後の目標を6項目すべて読み上げてみます。このとき、「ワクワクする」なら、そのままプランを開始してください。

しかし、「これじゃあ、忙しくなる!」とプレッシャーを感じる人は、プランの立て方が間違っているようです。もう一度見直して、健全なプランを立てましょう。「やるべき」ことではなく、「やりたい」ことを取り入れるようにしてください。

健康プラン作成の作業は私たちがどの方向に、そしてどのスピードで進んでいきたいかを確認させてくれるガイドとなります。このプランは、あくまでも目標枠組みの基盤であって、いつでも自由に変更できるということを知っておいてください。

2年間の健康プラン（例）

項目／月	3カ月	6カ月	9カ月	12カ月	15カ月	18カ月	21カ月	24カ月
運動・肉体的活動 自然に触れながらウォーキング	20分／週3日	------→	20分／週4日	20分／週5日	------→	30分／週5日	40分／週5日	
遊び・レジャー 楽器演奏		2曲分の楽譜を買う	30分／週1日	------	------→ （1曲目暗譜）	30分／週2日	------→ （2曲目暗譜）	30分／週2日 2曲を友人に披露
周囲のサポート 家族・友人とコミュニケーション			15分／週1日 電話で会話	15分／週1日 電話で会話 月に一度一緒に食事	------	------→	15分／週2日 電話で会話 月に一度一緒に食事	
食生活・栄養 玄米菜食				1食×2日／週	1食×3日／週		2食×3日／週	
人生の目的 ボランティア活動					ボランティア活動情報収集	1回／月	------	------→
創造的思考 瞑想						毎日15分	------	------→

※健康プラン作成の作業は、私たちがどの方向に、そしてどのスピードで進んでいきたいかを確認させてくれるガイドとなります。このプランは、あくまでも目標枠組みの基盤であって、いつでも自由に変更してかまいません。

9章

真の健康を手に入れるために

Image control method for cancer care

半歩ずつでも着実な取り組みを

本書を通して、みなさんはこれまでにない、健康への新しいアプローチや考え方、または生きる姿勢を学んだことと思います。その多くの情報は、あなたになじみのないものだったかもしれません。あるいは逆に、あなたの確信を深めてくれたかもしれません。

しかし、まず焦らず、じっくりと取り組んでいってください。多くの患者は一足飛びをしようと試みますが、半歩ずつ前進する気持ちで取り組んでみてください。一歩ずつではなく、半歩ずつ、着実に取り組むのです。健康への道を歩みはじめるにあたって、あなたのサポートの輪を拡充することはとても大切なことです。より多くの効果的なサポートが得られれば、それはあなたに大きな癒しをもたらすでしょう。

もし、これから健康の道を歩むにあたって、何からはじめていいかわからず混乱が起こったら、まず次の2つのリストをつくってみてください。

①自分の健康のためになる人、場所、出来事リスト

一緒にいて心地よくなる人、場所、状況のリストをつくります。その人や場所、または

状況を「健康のためによい人、場所、状況」として位置づけてください。そして、その人たちや状況とできるだけの多くの時間を過ごすようにしましょう。

②自分の健康のためにならない人、場所、出来事リスト

日常生活で自分が一緒にいて気分の悪くなる人、居心地の悪くなる人や場所、または状況のリストをつくります。その人や場所や状況を、「今の時点では、私の健康のためにはよくない人、場所、状況」と位置づけて、そのような人や場所や状況の中で過ごさないようにしてください。それは、あなたの家族の中に存在する可能性もあります。そのような人とは、適度な距離感を保って接する術を身につけましょう。

進行がんを患っていたある60歳の女性の場合、彼女には80歳の母親がいて、娘のサポーターでもありました。それまでの過去30年間、彼女たちは最低でも1日2回は電話で話すほど親密な関係でしたが、彼女が乳がんと診断されてからの母親からの電話は常に、「娘ががんになった悲しみなんて、誰にもわからないわ。どんなに悲しいことか、あなたにもわからないわよね」という言葉からはじまるようになりました。常にそのような会話をされることで、娘はしだいに大きな負担を感じるようになりました。

そこで彼女は、自分の健康のために母親と距離を置くことを決心しました。それからの

電話は、すべて夫が取るように頼み、母親とは直接会話をすることをやめました。それは、彼女の母親にとっては不愉快なことでしたが、娘のほうは、「今の自分にはよくない」ときちんと判断して、自分自身をケアすることに専念をしました。

数年後、彼女の母親は彼女の状況を理解し、彼女と母親の関係はかつてないほど良好になりました。

まず、あなた自身の気分にきちんと注意を払ってあげてください。よくない気分や悪い気分のときは、自分の健康にとって悪い状況に陥っていることを理解しておいてください。私たちが気づいていなくても、気分の悪くなることを続けていると病気になってしまいます。自分たちの気分に、今まで以上に繊細に注意を向けておいてください。

カウンセリングや指導について

カウンセリングや指導を受けることは、自分の気分を安定させるのに効果的です。しかし、カウンセリングや指導を受けに行ったときは、行った後、きちんと気分がよくなっているかどうかを確認するようにしてください。カウンセリングを受けに行った後、気分が悪くなるなら、そのカウンセリングはやめるべきです。

その他にも、気分の悪くなるようなことはたくさんありますから、お金を払ってまで気分を悪くしてもらう必要はない、ということをきちんと理解しておいてください。

サポートグループについて

患者会などのサポートグループに参加するときも、参加の前、参加している最中と参加した後の気分を比べるようにしてください。もし、そのサポートグループがよいものであれば、そこに参加している最中や後では、気分はとてもよくなっているはずです。できるだけ、そのような場所を選ぶようにしてください。

しかし、そのようなよいサポートグループも、ときとともに変化しますし、あなた自身のニーズも変わってくるかもしれません。そのサポートグループが自分にとって効果的でなくなっているかどうかの目安は、サポートグループに行きたくないという気分が出てくるかどうかということです。もし、行きたくないと思ったら、それがやめるべきサインだと思ってください。

しだいに行きたくなくなってきたら、ただ漠然と行くのではなく、きちんと行く前と行った後の自分自身の気分を注意深く観察してみましょう。もし、行った後のほうが行く前より気分が悪くなっているようなら、そのグループには参加しないようにしてください。

あなたが自分の健康のためによくないと思われる場所から離れるとき、その場にいる人たちはあなたを引き止めようとするでしょう。「私たちはあなたを必要としている」とか、「あなたはとても大切な人で、私たちの役に立っている」と言ってくるかもしれません。

しかし、よく覚えておいていただきたいことは、「あなたはサポートを受けに行っているのであって、サポートをしに行っているわけではない」ということです。

そのような誘いや求めを断ることに対して、罪悪感を覚えるかもしれません。そのようなときは、次のような切り札を用意しておいてください。

「ドクターストップがかかっているんです。医師が、サポートグループからしばらく離れるように指示しました」と言うようにしましょう。これは、あなたが健康になるという立場を明確に保つため、きちんと言うようにしてください。

このように言った後、あなたは罪悪感に襲われるかもしれませんが、少し冷静になって自分自身を振り返り、自分の叡智に耳を傾けてください。

「私は、サポートグループに戻ったほうがいいでしょうか、それとも離れたほうがいいのでしょうか」とたずねてください。そして「戻りなさい！　戻ったほうがよい！」という確信が得られたら、そのときは戻ってもかまいません。

自分自身のケアに集中する

この1、2年は、他者を助ける前に、まず自分自身のサポーターになるようにしてください。きちんと自分自身をサポートし、自分を中心としたケアをするようにしましょう。とくに最初の1、2年は、それに徹するようにしてください。それができるようになってから、他者に手を差し伸べるようにします。まず、自分自身に優しくなってください。

そしてサポーターの方も、この点は自分自身をケアするようにしてあげてください。周囲の人々がそのことの大切さを理解していなくても、このことが自分にとって大切だということを、あなた自身がきちんと理解し、取り組んでください。

周囲の要求に対する態度

あなたは、がんという病気のため、周囲から注目される存在かもしれません。あなたが健康を取り戻しはじめたら、注目を浴びる存在となり、周囲の人はその秘訣を聞きたがるようになるでしょう。あなたに直接、そのことを聞きに来るようになるかもしれません。

「私の家族にがんの患者がいるんです。どうか、あなたの話を聞かせてください」と。しかし、そのようなときは、必ず「NO」と言ってください。そのような依頼に対しては、あらかじめあなた自身の健康の秘訣についての情報源をそろえておき、本を紹介したり、カウンセラーの情報を渡すだけにしてください。

あなたはこの場面でNOと言わなければいけないことはわかっていますが、同時に、その人たちが求めていることもわかっているので、罪悪感を抱くかもしれません。また、相手は「あなたが必要」と言うかもしれません。そのときには、「話をしてあげたいと思っていますが、ドクターストップがかかっているのです」という切り札を出してください。なぜなら、私は専門家ですが、あなたがこのように相談をしてきたなら、ストップをかけるでしょう。また、あなた自身も自分自身の主治医の気持ちで、客観的にこの状況を見て、自分に優しい選択をしましょう。

この時期は、まだ他人を助ける段階ではなく、あなた自身を助けるときです。また、健康の回復にとって大切な時期であるということを、きちんと理解しておいてください。

このように言った後、あなたはまた罪悪感を抱くことになるかもしれません。そのときは、ひとり静かになって内なる叡智にたずねてみてください。そして、内なる叡智が確信を持って、「行きなさい」と言うとき以外は、このことはきちんと守るようにしましょう。

そしてこれは、サポーターについても同じです。あなたも自分の信念を大切にしてください。それは、あなた自身にも患者にとっても大切なことだからです。

周囲との協調について

あなたが健康になるための取り組みをはじめ、今までの自分自身のあり方に変化を起こそうとすると、ときとしてそれがむずかしい作業になることがあります。

なぜなら、自分自身をケアするように変化しはじめることは、周囲の人にとっては、都合の悪いことかもしれないからです。人は変化を恐れます。たとえそれが全体から見れば、または長期的に見れば、よい変化であっても、そのようなことに慣れていない場合、どうしても抵抗が出てしまうものです。あなたの変化に抵抗を感じる人たちは、あなたを以前の状態に戻そうとするかもしれません。あなたのよい変化についていくことができず、あなたを元の生活に戻そうとコントロールしようとするのです。

とくに、身近な人からこう言われるかもしれません。「何が起こったのかはわからないけど、最近のあなたはあまりよくないと思うわ」、「以前は、もっといい人だったのに」、「健康になることとわがままとを混同しているんじゃない?」――このような言葉を、もしかしたら、もっとも愛する人から言われるかもしれません。なぜなら、もっとも近い人や愛する人はあなたの変化にもっとも敏感だからです。

このようなことはとてもつらいことですから、起こらないに越したことはありませんし、基本的には起こらないことを前提で日々を送ることが正しいでしょう。しかし同時に、このようなことが起こっても、大丈夫と言えるだけの心の準備もしておいてください。

周りの人から、「あなたの変化はすばらしい！」と歓迎されていると信じ、そのような姿勢で人生を送るようにしてください。同時に、「あーあ、いやな人になっちゃったわね」と言われても大丈夫なように心の準備をしておいてください。

こういった批判は、あなたが集中的に変化のための努力をしているときに起こりやすいでしょう。あなたが愛する、もっとも応援してほしい人からそのような言葉が発せられるかもしれません。それはとてもショックなことでしょう。

しかし、もしこのようなことが起こったら、もう一度、2年間の健康プランを見直してみてください。そして健康プランに取り組んだ結果のことであったのなら、「ああ、あの人のあの言葉は、私がきちんと2年間の健康プランで、大切な変化を起こした結果、その証拠として出た言葉だ」と自分自身を承認しましょう。そして、そのつらい言葉を受けた部分を、きちんと癒すようにしてあげてください。

まとめ

1. 私たちの感情は、健康にとても大きな影響を与えています。よい感情は、私たちの身体の免疫と自己治癒力を高め、悪い感情は逆にそれを低下させます。

2. さまざまな感情は、どこから生まれるのでしょうか。それは、私たちの考え方や生きる姿勢から生まれます。つまり、自己治癒力を高めるには、私たちの考え方や生きる姿勢を変えていくことが必要になります。

3. 私たちは自分の考え方や生きる姿勢を変えることができます。その結果、感情が改善されれば自己治癒力が高まり、健康につながります。

4. サイモントン療法が提供するさまざまな手法を用いることによって、考え方や生きる姿勢、感情を改善することができます。

5. 健康を取り戻すためには、病気だけに焦点をあてるのではなく、その人のすべて（個性、家族背景、地域社会、文化的背景など）を包括的に見ていく必要があります。肉体的だけでなく、すべての面から癒される必要があります。

6. 健康の要は、調和、すなわち肉体的、精神的、霊的バランスです。これは、自分自身、家族、友人、地域社会、地球、そして宇宙との調和につながっていくものです。

7. 私たちには本来、バランスを取り、自らの健康をつくる能力が備わっています。

8. サイモントン療法が提供する技法を用いてこれらの能力を強化し、有意義に使うことができます。

9. これらの能力を強化することで、QOL（クオリティー・オブ・ライフ＝人生の質）が高くなり、そのことが私たちの健康状態に非常によい影響を与えます。

10. 恐怖や苦痛といった死のとらえ方を変えることも、人生の質を高めます。このプログラムによって死のとらえ方が変われば、健康になるためのエネルギー、1日1日を精いっぱい生きるエネルギーを得ることができます。

がんになる大きな要因は、自分でない人間になろうと努力することであり、がんを癒す大きな力は、真の自分を受け入れること（自分の本性に還ること）によって、働きはじめます。癒しのスピードと癒しの質は、あなたの生きる姿勢、信念、選択、決意、創造力、意志、そして信頼度しだいなのです。

癒しのプロセスに取り組む際の姿勢として、次のことが大切です。

●自分の知力・能力のすべてを持って、健康の道を歩むということを決意してください。それにより、肉体的にも精神的にもより多くの喜びがもたらされ、苦しみが減少することを知ってください。

●自分の真の欲求に方向づけられ、内なる叡智にガイドされながら、真の自分を受け入れることを決意してください。

●自分自身、宇宙、そして存在のすべてに対する信頼をはぐくんでください。

●助けを求めてください。その助けに心を開き、身を委ねてください。

●感情の本質を認識し、受け入れ、尊重してください。

●罪悪感、自責の念、敗北感などの否定的な感情に、効果的に対処してください。

●宇宙の本性に向かうような（自然界と調和を取るような）立場を取ってください。

●信頼、情熱、そして希望を持って、気楽にいきいきと癒しのプロセスに参加してください。

●好奇心と、たくさんのときめきを持って、生きる姿勢をつくってください。

●意識を高く持ってください。

エピローグ

Epilogue

Image control method for cancer care

この仕事に取り組むことを決めたとき、大きな叡智の働きかけがありました。私はとくに何の宗教も持っていませんが、日本にいるときは、実家にある先祖の仏壇の前に座っては時折、手を合わせて祈ったり、報告をしたり、苦しいときの神頼みをすることがあります。仏壇に手を合わせなくても、生前、近い関係だった祖母の魂をよく想います。

このサイモントン療法を日本に根づかせようと動き出す前、私はそれまでの人生で、もっとも困難な状況に直面していました。当初、私は通訳としてこの療法に関わりはじめ、興味はあったものの、この類いの仕事は医療従事者が取り組むもので、自分は通訳で十分と決めつけていました。ところが、何度か通訳を繰り返しているうちに、「これは私のライフワークだ」という感覚が芽生えてきました。それでも、頭の中では「通訳として、ライフワークにすればよい」、「医学にも心理学にも精通していない、30歳そこそこの私が、療法を日本に持って帰ったところでうまくいくわけがないし、今はアメリカでの生活が確立されて、自適にやっているんだからいいじゃないか」と言い聞かせていました。

それでも、心の声は止みませんでした。ときの経過とともに、離婚や大切な人との別れを含め、アメリカでの人間関係や仕事におけるさまざまな困難が起こるようになってきました。そして、日本でのサイモントン療法に関する活動も、私が戻らないことには機能しないという状況に陥りはじめたのです。私は混乱し、大きな恐怖に襲われました。

そして忘れもしない、2001年の5月13日の夜、涙を流しながら祖母の魂に助けを求めました。「おばあちゃん、助けてください。私はいったいどうしたらよいのでしょうか」と。するとその晩の夢に、今までになくはっきりと祖母が現われました。白い着物を纏った白髪の真っ白な肌の祖母が、私から70〜80センチくらい離れたところに、背筋をしゃんと伸ばし、そしてリラックスして向き合って立っていたのです。生前は、頑固で口を開くと叱ってばかりだった祖母でしたが、そのときは聖母マリアのような優しい微笑みで、口を閉じて穏やかに私にこう伝えました。「のんちゃん（私の愛称です）、大丈夫だから。すべてはうまくいっているから、安心して自分の行きたい道に進みなさい」。そして目覚めたとき、はっきりと祖母の顔とメッセージが蘇り、「大丈夫だ。この仕事を持って日本へ帰ろう」と覚悟を決めました。何があっても、祖母がいつも守ってくれているという強い感覚が得られました。

そして半年後、断腸の思いでアメリカをあとにし、日本に戻りました。そのときの心境と言えば、日照りの大海原にポーンと放り出された、孵化したての〝海がめ〟のようでした。空にはかもめがぐるぐると旋廻し、私を食べるタイミングを狙っているというイメージが浮かびました。はたして、きちんと泳ぎ方を覚えて生きていくことができるのか、不安で不安でしかたがありませんでした。しかし、叡智は裏切ることはありませんでした。

日本に戻ると、あれよあれよという間に道が切り開かれていきました。それは孵化したての〝海がめ〟どころか、モーゼが海を渡りはじめたら、その海の中に道が開かれたような感覚でした。過去20年くらいの間に起きた意味ある偶然が、すべて数ヵ月に凝縮されて発生したような状態で、あらゆるところからさまざまな助けの手が差し伸べられたのです。

帰国前は、5、6年後には医療機関で働ければいいなとイメージしていましたが、帰国後3ヵ月後には、偶然にも、いえ必然と言うべきでしょう、同時期に友人が運営しはじめた医療機関での仕事が与えられました。志をともにする人間がすぐに現われ、1年後にはサイモントン療法のNPO法人を設立することもできました。

そして、その数年後には、患者からの声も高まり「そろそろ出版社に話を持ちかけなくては」と話をしていた翌日、本書の版元である同文館出版の古市編集長から電話が入り、出版の運びとなったのです。

その後も、多くの医療機関が同療法を導入しはじめ、今では大学の医学部や看護学部、薬学部、がんセンター等で講義を行なうまでに至るなど、まったく予測できなかった助けが次から次へと現われました。まこと、「信じるものは救われる」とはこのことだと実感したものです。

また、奇しくも同書を執筆中に私の心の父であり、人生の師であるサイモントン博士が逝去されました。逝去される7週間前には日本で1カ月ほど一緒に、精力的に笑顔を絶やさず仕事をしていたので、このニュースには非常にショックを受け、強い寂しさを覚えましたが、同時に心の底には平安がありました。

博士は、「生き様は死に様」という彼自身の教えのとおり、旅立つ数週間前まできちんと仕事をこなし、死の当日は修理に出していたお気に入りのヨットの帆を引き取りがてら、愛娘と機嫌よく出かけていたそうです。そして、死の際には、愛する家族や友人やペットに囲まれ、彼の思い出話に花を咲かせる中、どこが生と死の境目かわからないほど、穏やかで安らかに旅立たれました。この報告を受けたときには、寂しさはあるものの、「さすが師匠、お見事!」と拍手をしたい気分でした。

人生を終えると私たちは叡智の海に浸り、これまでの日常生活では出入りすることが不可能だった領域にアクセスできる、というのはサイモントン博士の深い信念です。今後、肉体的な存在を伴ってサポートが得られないのは残念ではありますが、博士の言うとおり今までとは違ったかたちで私たちをサポートしてくれると信じています。しばらくはこの世で彼の遺志を引き継ぎ、希望を持ちつつも執着を手放し、悔いなく、いつ旅立ってもよい人生を送るように努め、そしていつか、「最近、調子はいかが? 楽しんでいますか?」とまるで昨日の続きのごとく、またあの世で笑顔で再会できるのを楽しみにしています。

自然界や宇宙は、私の思いどおりのものすべてを、思いどおりのタイミングでは与えてはくれませんが、確実に必要なものを必要なタイミングで与えてくれます。

本書を手にされたみなさんにも同じ力が備わっています。ここに書かれていることで、みなさんに響く部分は、ぜひご自身の癒しの過程に活用し、自分自身を信じて、人生を豊かに歩んでいってください。みなさんのために、いつもお祈りしています。

最後に、本書の執筆にあたり、いつもご協力いただいている方々に、この場をお借りして感謝の意を伝えたいと思います。私がこの仕事に携わる機会をつくり、強いコミットメントを持ってサイモントン療法を日本に運んできた心の友である古澤貴子さん。たくさんの気づきと勇気、そして人間の偉大な可能性を教えてくださった患者さんたち。この仕事の質を深く理解し、無私無欲で惜しみない協力をしてくださっている帯津良一先生、サイモントン療法協会の運営スタッフの皆さん、サイモントンセラピストの皆さん。

そして、私が人生でどのような選択をしようと、常に私を暖かく見守ってくれた両親と、人を助け導き、一生懸命働くことの大切さを教えてくれた天国の祖父母。

最後に、優しさ、思いやり、ユーモア、そして強い信念を持って私を導いてくださった恩師、天国のカール・サイモントン博士に、心より感謝の意を表したいと思います。

ありがとうございます。

対談「がんと心」

サイモントン博士×帯津良一氏

「ホリスティック医学シンポジウム2004」において、サイモントン博士が、約1時間の基本講演を終えた後の対談

帯津　がんという病気は、治ったり治らなかったりすることがあります。がんは身体性のみならず、心身性の病気ですから、焦らずに自分自身を振り返り、少しずつ前進していく必要があると思います。将来、この病気が克服される日が来るとすれば、それは遺伝子学でもなく、免疫学でもなく、心の医学によってではないか、と考えています。いずれはこの分野も、客観性を持ってアプローチできるのではないかと思っています。私の病院でも、めざましい治り方をしている人々を診ていると、どうも心の問題がいつもからんでいるように見えますが、先生いかがでしょうか。

サイモントン　心と感情は癒しの過程において、核となる部分だと思います。患者自身が、感情的なストレスを解消するということはとても大切なことだと思います。患者が健康を回復していく過程だけでなく、死を迎える過程においても、大切だと考えます。過去、患者と時間をともに

して、死に向かうプロセスを喜びを持って迎える人を見てきました。その結果、心の平安を得られることが、もっと強調されるべきだと考えます。患者を診るとき、病気をどうこうするということを考えるより、人生を豊かにするということに重きを置いてサポートしていくことが大切でしょう。

帯津　先生は希望を大事にしていらっしゃいますが、人間として生きていく以上、希望は大切ですが、病気を持っているときも希望を持つことは大切だと考えます。ところが、なかなか希望を持てない人もたくさんいらっしゃいます。これは、日本の医療現場に、患者の希望を奪い去るような状況が数多くあるからだと思います。たとえば、「やるべきことはすべてやりました。もう治療法はありません。緩和ケア病棟を紹介しますので、そちらへ行ってください」——これは、日常のがん治療病棟でよく聞かれる言葉で、患者の希望を奪い去る言葉だと思いますし、非常によくない状況だと思います。そのあたりは、希望を持ち続ける場を提供するのが医療の大切な役割だとも思います。また、患者側から見て、ただ「希望を持ちなさい」と言われても、むずかしい状況だとも思います。先生が強調されている、死後の世界というものに対して、希望は死をもって終わるのではなく、死後も希望を携えていくということが大切となってくると考えますが、いかがでしょうか。

サイモントン　希望を持って人生を生きることは大切です。そして、希望を持って死のプロセスに取り組むことが大切です。われわれすべての人間はいずれ死を迎えます。死に関しては、まず患者に対しての死を考える前に、自分自身と死との関わりについて取り組みます。このとき、認知行動療法は非常に役に立ちます。私たちが痛みや苦しみを持っているとき、それは肉体だけでなく、精神的な痛みや苦しみを必ず伴っています。肉体的な痛み、精神的な痛みに対する療法として、この認知療法が有効です。たとえば私が、肉体的な痛みを持っているとき、「自分は何を考えているのだろう」と自分自身を振り返ってみると、家族のことで悩んでいることがあります。がん患者の場合は、がんという病気に対して不安を抱えているかもしれません。また、死や死後の世に対して恐怖を抱いているかもしれません。これらの否定的な感情をつくり出す信念や考え方を健全な考え方に変えることが大切です。これは、カウンセリングをすると

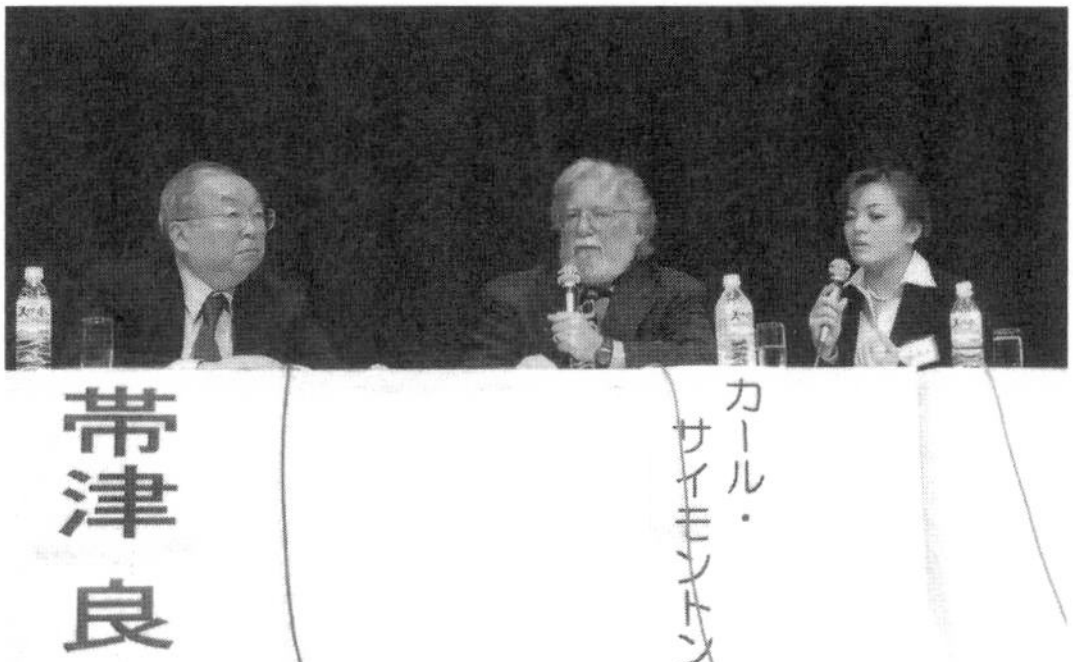

き、非常に重要な部分となりますし、カウンセラー自身がこの部分をきちんと消化できるよう、カウンセリングがきちんと標準化されていることが大切です。とくに、死に関するトピックには取り組みたくない患者もいるかもしれませんから、その人それぞれの状態をきちんと把握して取り組む必要があると思います。死のトピックに抵抗がある患者の中には、恐怖や絶望感に苛まれた患者も多いはずです。その場合は、そのような状態から、いかに心の平安を引き出すかということが大切です。

帯津　死の問題の中で、先ほど日本を初めて訪れる際、「日本人に死を語るのはご法度だ」と聞いていたが、実際はまったくそうではなく、他のどの国よりも死に対する抵抗感がなかったというお話がありましたが、私自身もそう思います。以前、中国でがん患者のクラブがあり、それに参加したのですが、死の話をすると、参加者がしらけた感じになり、日本人に比べて、みなさんあまり死を語りたがらなかったという体験があります。一方、先日、岐阜の健康増進センターで講演をしたときに、死後の世界を信じる人は手をあげてくださいと聞いたところ、200人中17、18人ほどでした。逆に、死後の世界を信じない人と聞いたところ、これも17、18人ほどでした。残りの人はわからないというのが正直なところだと思うのですが、この結果をどうお考えになりますか？

サイモントン　まず、どのように語るかというのが大切なプロセスになってくると思います。私の場合は、文化や地域性にも注意を払いながら、このトピックを取り扱います。それでも、死のトピックを取り上げることは大切だと思いますから、タイミングを見ながら取り組みます。もし私が、そのような状況で大勢の前で死のトピックを取り扱うのが適切でないと判断した場合は、参加者の心の平安がもたらされるように祈ることに時間を使います。そして、自分自身の内なる声に導かれて、そのような状況をつくり出すというトピックに入ります。私たち一人ひとりには賢明なガイドがついています。私の場合、死というトピックを取り扱うとき、私自身、自分の内なる声にたずねます。そして、答えが「NO」であれば、あえて死のトピックに入ることはしません。いつかまた、別なタイミングがあればそのときに話すだろうと、「すべてはうまくいっているのだ」という信頼感をはぐくみます。

帯津　最近、私が思っていることは、希望を持つことは大切だが、それと同様、「心のときめき」も大事だと思います。私が出会った方で、骨肉腫を瞑想や食事療法、心霊術などで克服された方がいますが、これは、それらの方法論が大切ということではなく、「心のときめき」を持ってそのような行ないをした結果、自分自身の霊性に目覚めるということだと思います。また私の病院で提供している治療で成果を上げているものは、その治療の開発者や治療家自身が「心のときめき」を持って生きている、このことが、違いをつくっているようにも見えます。

サイモントン　開発者や治療家自身の情熱が大きな影響を及ぼしていることは間違いないと思います。また、患者の回復の過程で、あるひとつの療法がある人に対してうまくいくと、それがすべてと思いがちになりますが、その人それぞれに癒しの過程があります。その人それぞれが、選択した治療にときめきや情熱を持って取り組めるかどうか、ということが大切になります。まずは、その人のＱＯＬ（クオリティー・オブ・ライフ＝人生・生活の質）を上げることがとても大切です。また、死の質を高めることも大切です。すべての過程において（死に向かうプロセスにおいても）、心の平安を持って取り組むことが大切です。アンバランスな希望は、病気の過程や死に対して大きな恐怖感や敗北感をもたらします。これは、希望が執着になってしまっている状態です。死に関して、相手が何に対して恐怖を抱いているのかを見極めます。私の経験からも、希望を持っている患者が、情熱を持って治療に取り組むものの、死に対して強い敗北感を抱いているという状況を何度となく目にしてきました。そして、このポイントが議論されることはありません。

帯津　希望にしろ、情熱にしろ、ただ持ちなさいと言うことは簡単ですが、常にサポートの場が提供されていることが必要だと思います。ところで、このサポートする側にとって大切なこととは何でしょうか。

サイモントン　まず、サポートする側が希望を持ちつつ、執着を手放すということです。たとえば、サポートの姿勢としては、「私はあなたの健康を望んでいる。そして、あなたがいつ死を迎えても大丈夫」、「あなたの状態がよくなってほしい。そして、たとえ悪化しても大丈夫」、「あなたに生きてほしい。また、今日あなたが死んでも大丈夫」という姿勢をはぐくむことです。もちろん、このようなことを直接、相手に話す必要はありませんし、それはむしろ不適切なことでしょう。これは、自分自身の内面の問題です。これはとてもむずかしく、そして大切なことです。執着を手放すということは、諦めるということではありません。諦めるというのは、ケアすることをやめてしまうことです。執着を手放すというのは、結果がどうあれ、希望を持ちながら、思いやりを持ってケアし、関わるということです。仏教では、執着ほど人間に苦しみをもたらすものはないと教えています。これは患者だけでなく、サポーターの方たちも取り組むことが大切です。執着は私たちのエネルギーを奪います。執着を手放し、希望を持って生きるときに心の平安が訪れます。

ダウンロード特典

【安らぎのリラクセーション】
【がんと癒しのメディテーション】

下記のURLから、［安らぎのリラクセーション］と
［がんと癒しのメディテーション］のトラックを
ダウンロードできます。
録音されている文言は、本書の各章に書かれているものと
多少異なりますが、効果に影響はありません。

https://www.dobunkan.co.jp/books/detail/003356

安らぎのリラクセーション

楽に呼吸をしながら、呼吸に丁寧に注意を向けていきます。
息を吸いながら、入ってくる息を丁寧にたどります。
息を吐きながら、出ていく息を丁寧にたどります。
吸いながら、入ってくる息のはじまりから終わりまでを丁寧にたどります。
吐きながら、出ていく息のはじまりから終わりまでを丁寧にたどります。
より集中するのに、吸いながら、頭の中で「吸っている」と唱えてみます。
吐きながら、頭の中で「吐いている」と唱えてみます。
そして、自分自身に優しく微笑みかけます。

息を吸いながら、風が鼻を通り、胸やお腹が膨らむのに気づきます。

息を吐きながら、胸やお腹がへこみ、
また風が鼻から抜けて外へ出ていくことに気づきます。
吸って膨らみ、吐いてへこみます。
波が寄せては打ち返すように、私たちの身体も母なる自然と呼応して、
吸っては膨らみ、吐いてはへこみます。
今この瞬間、私たちが存在できる完璧な条件を作り出してくれています。
息を吸いながら、私の身体に気づきます。
息を吐きながら、優しく微笑んで、身体の神秘に慈しみを送ります。
呼吸に丁寧に注意を向けていくことで、身体も心も徐々にリラックスしていきます。
息を吸いながら、呼吸がゆっくりなことに気づきます。
息を吐きながら、呼吸が深いのに気づきます。

気づきのある呼吸とともに、心と身体がリラックスしていきます。
リラックスしてくると身体の違和感にも注意が向いていくでしょう。
痛みや張り、凝りなどにも丁寧に注意を向けてみます。
それらはあなたの注意を必要としています。
赤ちゃんが母親の注意を得るのに泣き叫ぶように、
痛みの訴えるメッセージに優しい気づきを向け、
温かなエネルギーで包み込みます。

それでは今から、あなたの身体のすみずみまで丁寧に注意を向けてみましょう。
まず、頭に意識を向けてみます。

いつも、たくさんの考えごとや情報を処理している頭です。
とくに頭皮を意識してみます。
ゴムがピーンと張り詰めたような状態かもしれません。
息を吸いながら、「私の頭」に気づきます。
息を吐きながら、緊張感を緩めます。
ピーンと張り詰めたゴムが、吐く息とともにヒュンと緩みます。

次に、顔に注意を向けます。
まず目に注意を向けます。
外界への窓口で、色やかたちの世界を提供してくれます。
本を読んだりモニタを見たり、たくさんの仕事をしてくれます。
目の周りの筋肉にも丁寧に注意を向けます。
息を吸いながら、「私の目」に気づきます。
息を吐きながら、緩めます。

次に、頬と顎に注意を向けます。
おしゃべりをしたり、食べ物を咀嚼したり、歯を食いしばったりして、
力がかかっているかもしれません。
息を吸いながら、「私の頬と顎」に気づきます。
息を吐きながら、緩めます。

次に、首と肩に注意を向けます。

重たい頭を支えてくれています。
いろいろなものを抱え込んでいる肩です。
息を吸いながら、「私の首と肩」に気づきます。
息を吐きながら、緩め、手放します。
抱えていたものすべてを母なる大地へと返していきます。

次に、両方の手に注意を向けます。
二の腕、肘、肘の裏、前腕、手首、手のひら、指先まで注意を向けます。
たくさんのニーズを満たしてくれる手です。
ものをつかんだり、離したり、扉を押したり引いたり、
字や絵を書いたり、友と手をつないだり、愛するものを包容したりして、
たくさんのニーズを満たしてくれます。
息を吸いながら、「私の手」に気づきます。
息を吐きながら、緩め、慈しみを送ります。

次に、胸と背中に注意を向けます。
その中の肺や心臓などの内臓も意識します。
全身に血をめぐらし、酸素を運んでくれます。
私たちの生命線です。
息を吸いながら、「私の胸と背中」に気づきます。
息を吐きながら、緩め、慈しみを送ります。

次に、お腹と腰に注意を向けます。
その中の胃や腸などの内臓にも気づきます。
息を吸いながら、「私のお腹と腰」に気づきます。
息を吐きながら、緩め、慈しみを送ります。

次に、お尻に注意を向けます。
立ったり座ったり、階段を登ったり降りたり、
パンパンに張り詰めたお尻かもしれません。
息を吸いながら、「私のお尻」に気づきます。
息を吐きながら、緩めます。

次に、私の両方の足（脚）に気づきます。
腿、腿の裏、ひざ、ひざの裏、ふくらはぎ、
足首、かかと、土踏まず、つま先まで丁寧に注意を向けます。
足は私たちに自由を与え、行きたいところへ運んでくれます。
でも日頃私たちは足の存在をないがしろにしがちです。
ですので今、その存在に気づいてあげます。
少し足の指先を動かしてみます。
そこに足があることを認めます。
息を吸いながら、「私の足」に気づきます。
息を吐きながら、緩め、慈しみを送ります。

今、全身がリラックスしています。
そのリラックスの感覚を十分に味わいます。
身体が温かく感じたり、指先やつま先にジリジリとした感覚があるかもしれません。
ただただ、今ある感覚をじっくりと味わいます。
このリラックスの感覚が、あなたにとって
とてもよいのだということを覚えておきます。

息を吸いながら、「私の身体」に気づきます。
息を吐きながら、その神秘に慈しみを送ります。
息を吸いながら、「私のいのち」に気づきます。
息を吐きながら、その神秘に慈しみを送ります。
息を吸いながら、「周りの人のいのち」に気づきます。
息を吐きながら、その神秘に慈しみを送ります。
息を吸いながら、「生きとし生けるもののいのち」に気づきます。
息を吐きながら、その神秘に慈しみを送ります。
吸いながら吸っていることに気づきます。
吐きながら吐いていることに気づきます。
吸っている、吐いている、深く、ゆっくり、
静かに、くつろいで、微笑んで、緩め、手放します。
今この瞬間にとどまる。
今この瞬間、それはかけがえのない瞬間。
今この瞬間、それはすばらしい瞬間。

がんと癒しのメディテーション

楽に呼吸をしながら、呼吸に丁寧に注意を向けていきます。
息を吸いながら、入ってくる息を丁寧にたどります。
息を吐きながら、出ていく息を丁寧にたどります。
吸いながら、入ってくる息のはじまりから終わりまでを丁寧にたどります。
吐きながら、出ていく息のはじまりから終わりまでを丁寧にたどります。
より集中するのに、吸いながら、頭の中で「吸っている」と唱えてみます。
吐きながら、頭の中で「吐いている」と唱えてみます。
そして、自分自身に優しく微笑みかけます。

息を吸いながら、風が鼻を通り、胸やお腹が膨らむのに気づきます。
息を吐きながら、胸やお腹がへこみ、
また風が鼻から抜けて外へ出ていくことに気づきます。
吸って膨らみ、吐いてへこみます。
波が寄せては打ち返すように、私たちの身体も母なる自然と呼応して、
吸っては膨らみ、吐いてはへこみます。
今、この瞬間、私たちが存在できる完璧な条件をつくり出してくれています。
息を吸いながら、私の身体に気づきます。
息を吐きながら、優しく微笑んで、身体の神秘に慈しみを送ります。
呼吸に丁寧に注意を向けていくことで、身体も心も徐々にリラックスしていきます。
息を吸いながら、呼吸がゆっくりなのに気づきます。

息を吐きながら、呼吸が深いのに気づきます。
楽に呼吸をしながら、リラックスした状態で、
今あなたが、安全で守られていて心地よい場所にいることを想像します。
そこは実在する場所かもしれませんし、想像の中だけの場所かもしれません。
どちらでも、そこが安全で守られていて心地よい場所です。
優しく、温かく守られる場所です。
しばらく、その場所に身を置きます。
聞こえるもの、想像するもの、すべてがあなたをリラックスに導きます。

（1、2分間置く）

それでは今、安全で、守られていて、とても心地よい場所にいながら、
あなたが自分自身に喜びをもたらすもの、または深い充足感をもたらすもの、
幸福感をもたらすものに取り組んでいることを想像してください。
あなたに喜びがもたらされたとき、身体の中の細胞ひとつひとつが喜んで
エネルギーがみなぎり、そのエネルギーが癒しの力となり、
癒しの黄金の光となって、全身をくまなく巡ります。
あなたの身体の、そして心の癒されるべきところすべてを
簡単に包み込み、癒していきます。
あなたに喜びがもたらされたとき、
それが癒しの、黄金のエネルギーとなって全身をくまなく巡り、
あなたの身体の、そして心のしこりをジワーッと溶かしていきます。

がん細胞を簡単に見つけ出し、包み込み、変質させて身体の外へ取り除いていきます。
これはあなたが生まれたときから、あるいは生まれる前から
あなた自身に備わっている自然の力です。
あなたの身体が、いつもの自然な仕事をしはじめたときに、
がんはあなたの治癒力に包み込まれ、身体の外へ取り除かれていきます。
あなたの身体が、複雑で高度なことをしたときでなく、
ただ、いつもの自然な仕事をしたときにこのことが起きます。
あなたに喜びがもたらされ、あなたがいつものあなたらしくなったときに
身体がいつもの仕事をしはじめます。
いつものいい仕事です。

そうすると、がん細胞は簡単に取り除かれていきます。
がん細胞は、今まで一度も正常細胞を攻撃したことはありません。
がんは誤った情報を持って、誤った動きをして、混乱しながら増え続けてしまっている、
脆くて、弱くて、いびつな細胞です。

がん細胞は私たちを決して攻撃したりはしません。
白血球は、常にがん細胞を包み込んで変質させ、排除していきます。
がん細胞は決して攻撃をしません。
白血球が通常どおりの役割を果たして、あなたの弱いがん細胞に働きかけ、
そのがん細胞をどんどん排除していくことを想像してください。
ストーブの上に置かれた雪のボールがジワーッと溶けていくように、
あなたの喜びの癒しのエネルギーががん細胞を包み込み、

ジワーッと溶かしていくことを想像してください。
これが私たちの本質で、自然の法則です。
がんは、私たちの身体がただ、いつもの仕事をするだけで、
消えていってしまう細胞です。
自分の身体がいつものよい仕事をしていることを想像してください。
簡単にがんを消していくことでしょう。

そしてもう一度、がんのメッセージに耳を傾けてください。
がんは私たちにいったい何を伝えようとしているのでしょうか。
がんは、私たちの大切な何かがバランスを失っているからそれを戻してください、
と伝えています。
「自分に喜びをもたらすもの、深い充足感をもたらすもの、
幸福感をもたらすものに取り組みなさい。
あなたに苦しみや痛みをもたらすものから遠ざかりなさい。
もっと自分自身に優しくなりなさい。
もっと自分自身に正直になりなさい。
もっと素直になりなさい。
あるがままのあなたでいなさい」
がんは、そんなメッセージを発しています。
そのメッセージに耳を傾け、新たな一歩を歩み出します。
よい結果が訪れるでしょう。

今、喜びややすらぎの中にいて、
あなたの健康がどんどん増進していることを想像します。
あなたが日常生活でなにか健康的な活動に取り組んでいることを想像します。
のびのびと、いきいきと、そしてゆったりと日々を過ごしていることを想像します。
それでは、徐々に意識を通常の意識に戻していきます。
音に注意を払います。
光に注意を払います。
周りにいる人々に注意を払います。
呼吸に注意を払います。
吸いながら、吸っていることに気づきます。
吐きながら、吐いていることに気づきます。
準備ができたら、ゆっくり目を開けます。

著者略歴

川畑　伸子（かわばた・のぶこ）

心理療法家・公認心理士、NPO 法人サイモントン療法協会代表理事、サイモントン療法認定トレーナー

1970 年東京生まれ。米国マサチューセッツ州エンディコット・カレッジ（AA）卒業後、経営コンサルティング会社、貿易会社勤務を経て、ロサンゼルスにて通訳・コーディネーターとして独立。通訳の仕事を通してサイモントン療法に出会う。以後、カール・サイモントン博士の専属通訳として仕事を重ねると同時に、同療法認定セラピストとしてのトレーニングを受け、2001 年に米国で認定を授与、日本人第一号の認定セラピストとなる。2002 年に日本帰国後、NPO 法人サイモントンジャパン（現サイモントン療法協会）設立。サイモントン療法の主な活動として、医療機関におけるがん患者及びメンタル疾患の患者と家族のカウンセリングのほか、滞在型研修、患者会、セラピスト養成研修の指導や、国立大学医学部などでの講義を全国各地にて行なう。

【お問い合わせ】

サイモントン療法及び提供機関に関するお問い合わせは、下記まで

■**ＮＰＯ法人サイモントン療法協会**
URL：https://www.simontonjapan.com/
E-mail：info@simontonjapan.com

装丁◆齋藤 稔／本文デザイン◆松好那名（matt's work）

新装版　サイモントン療法――治癒に導くがんのイメージ療法

2023 年 12 月 5 日　　初版発行

著　者――川畑　伸子

発行者――中島　豊彦

発行所――同文舘出版株式会社

東京都千代田区神田神保町 1-41　〒 101-0051
営業（03）3294-1801　編集（03）3294-1802
振替 00100-8-42935　https://www.dobunkan.co.jp

ISBN978-4-495-58492-4

印刷／製本：三美印刷

Printed in Japan 2023